主 编　陈士林　中国医学科学院药用植物研究所
　　　　林余霖　中国医学科学院药用植物研究所

中国药材图鉴

中药材及混伪品鉴别

Chinese Medicinal Herbs

第 一 卷

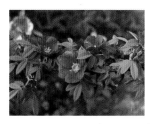

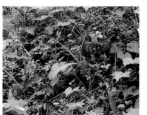

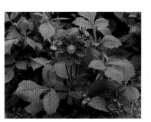

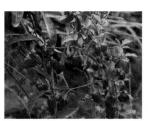

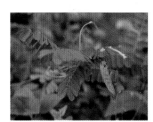

中医古籍出版社

图书在版编目（CIP）数据

中国药材图鉴：中药材及混伪品鉴别 / 陈士林，林

余霖编.—北京:中医古籍出版社，2013.5

ISBN 978-7-5152-0389-8

Ⅰ.①中…　Ⅱ.①陈…　②林…　Ⅲ.①中药材—中药

鉴定学—图谱　Ⅳ.①R282.5-64

中国版本图书馆CIP数据核字（2013）第087656号

中国药材图鉴——中药材及混伪品鉴别

主　　编：陈士林　林余霖

责任编辑：朱定华

封面设计：博艺轩

出版发行：中医古籍出版社

社　　址：北京市东直门内南小街16号（100700）

印　　刷：北京通州皇家印刷厂

发　　行：全国新华书店发行

开　　本：889×1194mm　1/16

印　　张：54

字　　数：1300千字

版　　次：2013年5月第1版　2013年5月第1次印刷

书　　号：ISBN 978-7-5152-0389-8

定　　价：496.00元（全四卷）

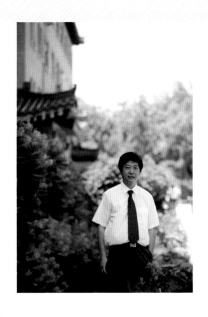

陈士林

现任中国医学科学院药用植物研究所所长、博士生导师；世界卫生组织(WHO)传统医学合作中心主任，国家药典委员会委员；曾在英国皇家植物园Kew接受专业培训，担任香港理工大学访问教授等。现兼任教育部"中药资源研究工程中心"主任、中国野生植物保护协会野生药用植物保育委员会主席、中国农业技术推广协会中药材专业委员会主任等。

享受国务院政府特殊津贴奖励，担任《中草药》、《Chinese medicines》《中国中药杂志》、《Journal of Chinese Pharmaceutical Science》、《世界科学技术》、《中国现代中药》、《中药材》等国内国际十余种杂志编委或副主编；获得5项国家及省部级科技成果奖，"道地药材三维鉴定及产地适宜性研究"获的国家科技进步2等奖；主编《中药资源可持续利用导论》等4部书籍，国内外杂志发表研究论文150余篇。多次到美国、英国、意大利、秘鲁、巴基斯坦等国交流学习。

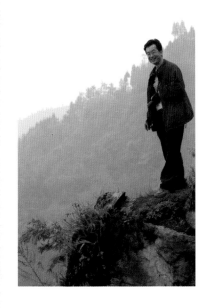

林余霖

中国医学科学院药用植物研究所副研究员。

厦门大学生物系毕业，后获协和医科大学生药学硕士。

致力于药用植物资源及生药鉴别工作，发表论文20多篇，主编《中草药大典》《常用青草药手册》《名贵中药材彩色图谱》《Chinese Common Medicinal Plants》等10多部书籍，获得卫生部科技成果奖一项。曾到英国皇家植物园(KEW)、瑞士、韩国接受专业培训，获得"Diploma of International Herbarium Technical Course"，协助英国皇家植物园(KEW)中药鉴定中心建设，主持与英国皇家植物园(KEW)合著"Identification Guide to Chinese Medicinal Plants and Their Common Herbal Substitutes and Adulterants"。

顾　　问：肖培根
　　　　　Christine Leon（英国）
主　　编：陈士林　　林余霖
副 主 编：李葆莉　张本刚　徐玥　钱忠直
编 著 者：胡炳义　符喻　王瑀　胡灏禹　杨继　张昭　陈菁瑛
　　　　　李学兰　彭朝忠　吕惠珍　王承红　凯撒.苏来曼　苏志章
　　　　　卢忠　叶书青　周康友　刘期福　李红军　宋经元
总 策 划：刘建伟
美术编辑：王果
特别致谢：中国医学科学院药用植物研究所前任所长：肖培根院士、杨世林博士
　　　　　台湾优良制药公司董事长：刘秋生
　　　　　陕西星华制药有限公司董事长：徐纯华
　　　　　北京绿色金可生物技术股份有限公司董事长：田南卉

序

　　我国幅员辽阔，药材资源丰富。中医中药对中华民族的繁衍昌盛、世界医药的发展做出了卓越贡献。《中国药材图鉴》的顺利出版，是普及中医药的一件幸事。

　　《中国药材图鉴》以《中华人民共和国药典》（2005年版）为蓝本，收载植物基源的常见中药410余种，精选原植物、药材、饮片彩色图片共计3300余幅，真实、准确地反映了原植物生境、原植物形态、药材形状、饮片形状，突出了"图文并茂"的特点。

　　编著者长年跋山涉水、不畏艰辛深入药材产地拍摄记录植物及生境图片，采挖药材，并依照《中华人民共和国药典》加工方法制得原药材，在中药师指导下炮制饮片，再经专业摄影，真实还原了药材和饮片形状。因此该书收载大量清晰药材和饮片图片，具有很大的科学性和真实性，实为难得。

　　编著者团队均为一线中药工作者，来自全国15个省区，多数曾就职于中药材公司，主管或从事中药收购及生产，具有丰富的实践经验。《中国药材图鉴》充分吸收并总结了这方面的经验，例如经过综合与提炼，许多内容记述于"混伪品"及编写成检索表之中。

　　《中国药材图鉴》遵循《中华人民共和国药典》（2005年版），结合植物分类学的最新成果，参照《中国植物志》、《Flora of China》、《中国高等植物》记述其中被修订的拉丁学名，便于国际交流。

　　相信本书对从事中医药教育、科研、生产、检验人员和对中医药的爱好者，一定会颇多良益。

中国工程院院士

中国医学科学院药用植物研究所名誉所长　肖培根

2008年2月25日

《中国药材图鉴》编写范例

1、《中国药材图鉴》共四卷，收载《中华人民共和国药典》（2005年版，以下简称《药典》）中以植物为基源的药材410种，依笔画顺序编排。

2、每种药物的内容文字说明均按以下顺序编排

[1]【来源】说明基源植物的名称及所属的科名，以及该植物的入药部位。严格依照《药典》2005版的规范，如药材葛根，在旧版本《药典》及诸多典籍记载中包含野葛、甘葛藤两种基源植物，本书依《药典》2005年版记述仅收载野葛一种，而将甘葛藤另载于"粉葛"条目下，类似的情况还有五味子、南五味子、黄柏、关黄柏等。

[2]【原植物】原植物的拉丁学名使用《药典》2005年版的记述，有些学名与《Flora of China》，《中国植物志》，《中国高等植物图鉴》等不一致，本书则在[附注]或[混伪品]中另有介绍，植物别名仅收载常用的名称，本项还记述植物的形态特征、花果期。

[3]【生境分布】记述该物种的生长环境和分布地区。

[4]【采收加工】记述该药材的采收时间和产地的加工方法。

[5]【药材性状】记述药材的形态特征，力求对多基源的药材分别叙述，如药材麻黄来源于草麻黄、中麻黄及木贼麻黄的地上部分，本书在【药材性状】项下分别记述基源为草麻黄、中麻黄及木贼麻黄的麻黄性状。

[6]【炮制与饮片】依《药典》2005版描述，按净制、切制、炮炙工艺描述。

[7]【性味功能】记述该药的性味和功能。

[8]【主治用法】记述该药物的主要用途。

[9]【混伪品】及【附注】凡是与《药典》2005年版中规定不符的均列在此项下，包括物种混乱、药用部位混乱、地方习惯用药、有意造假等。

3、图片 为便于读者使用，本书配有丰富的图片，包括原植物、原药材及饮片图。图注括号内容说明该药材的基源植物，如秦艽药材（粗茎秦艽）、秦艽药材（麻花秦艽）分别说明该秦艽药材分别来源于粗茎秦艽、麻花秦艽。

4、索引 在四卷末附全篇的中文及拉丁学名索引。

目录
contents

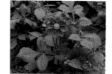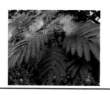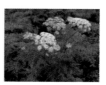

总 目 录

丁 香；母丁香…………………………1

八角茴香……………………3

人参……………………6

九里香……………………9

刀豆……………………11

三七……………………13

三白草……………………15

三棱……………………17

干姜……………………19

土木香……………………21

土贝母……………………24

土荆皮……………………26

土茯苓……………………28

大血藤……………………30

大青叶……………………32

大枣……………………35

大黄……………………36

大蓟……………………40

大腹皮……………………42

山麦冬……………………44

山豆根……………………46

山茱萸……………………48

山药……………………50

山奈……………………52

山银花……………………54

山楂……………………58

山慈菇……………………61

千年健……………………63

千金子……………………65

川木香……………………67

川木通……………………69

川贝母……………………72

川牛膝……………………75

川乌；制川乌……………………77

川芎……………………79

川射干……………………81

川楝子……………………83

广枣……………………85

广金钱草……………………86

广藿香……………………88

女贞子……………………90

小茴香……………………92

小通草……………………94

小蓟……………………97

马齿苋……………………98

马钱子……………………100

马兜铃……………………102

马鞭草……………………105

王不留行……………………107

天仙子……………………109

天仙藤……………………111

天门冬……………………112

天花粉……………………114

天南星……………………116

天麻……………………120

天葵子……………………123

木瓜……………………125

木香……………………127

木贼……………………129

木通……………………131

木蝴蝶……………………133

木鳖子……………………135

五加皮……………………137

五味子……………………139

五倍子……………………141

太子参……………………144

车前子……………………146

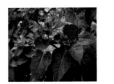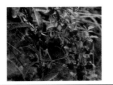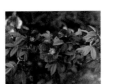

目录
contents

车前草 ……………… 148

牛蒡子 ……………… 149

牛膝 ………………… 151

升麻 ………………… 153

片姜黄 ……………… 156

化橘红 ……………… 157

月季花 ……………… 159

丹参 ………………… 161

乌药 ………………… 163

乌梅 ………………… 165

火麻仁 ……………… 167

巴豆 ………………… 169

巴戟天 ……………… 170

水飞蓟 ……………… 172

水红花子 …………… 173

玉竹 ………………… 175

功劳木 ……………… 177

甘松 ………………… 179

甘草 ………………… 181

甘遂 ………………… 184

艾叶 ………………… 186

石韦 ………………… 188

石菖蒲 ……………… 192

石斛 ………………… 194

石榴皮 ……………… 198

龙胆 ………………… 200

龙眼肉 ……………… 203

平贝母 ……………… 205

北豆根 ……………… 207

北沙参 ……………… 209

生姜 ………………… 211

仙茅 ………………… 213

仙鹤草 ……………… 215

白及 ………………… 217

白术 ………………… 219

白头翁 ……………… 221

白芍 ………………… 223

白芷 ………………… 225

白附子 ……………… 227

白茅根 ……………… 229

白果 ………………… 231

白前 ………………… 233

白扁豆 ……………… 235

白蔹 ………………… 237

白鲜皮 ……………… 238

白薇 ………………… 240

瓜蒌 ………………… 243

瓜蒌子 ……………… 245

瓜蒌皮 ……………… 247

冬瓜皮 ……………… 248

冬虫夏草 …………… 249

冬葵果 ……………… 251

玄参 ………………… 252

凌霄花 ……………… 254

半枝莲 ……………… 257

半夏；法半夏 ……… 259

丝瓜络 ……………… 262

老鹳草 ……………… 264

地肤子 ……………… 267

地骨皮 ……………… 269

地黄；熟地黄 ……… 271

地榆 ………………… 273

地锦草 ……………… 276

亚麻子 ……………… 278

西红花 ……………… 280

西河柳 ……………… 282

西洋参 ……………… 284

百合 ………………… 286

目录
contents

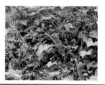

百部 …………………………… 290

当归 …………………………… 293

肉豆蔻 ………………………… 295

肉苁蓉 ………………………… 296

肉桂 …………………………… 298

竹节参 ………………………… 300

延胡索 ………………………… 302

合欢皮 ………………………… 304

合欢花 ………………………… 306

决明子 ………………………… 307

关黄柏 ………………………… 309

灯心草 ………………………… 311

防己 …………………………… 312

防风 …………………………… 314

红豆蔻 ………………………… 316

红花 …………………………… 318

红芪；炙红芪 ………………… 320

麦冬 …………………………… 322

麦芽 …………………………… 324

远志 …………………………… 325

赤小豆 ………………………… 327

赤芍 …………………………… 329

芫花 …………………………… 332

花椒 …………………………… 334

芥子 …………………………… 337

苍术 …………………………… 339

苍耳 …………………………… 342

芡实 …………………………… 344

芦根 …………………………… 346

苏木 …………………………… 348

杜仲 …………………………… 350

豆蔻 …………………………… 352

两面针 ………………………… 354

连钱草 ………………………… 356

连翘 …………………………… 358

吴茱萸 ………………………… 360

牡丹皮 ………………………… 363

何首乌；制何首乌 …………… 366

伸筋草 ………………………… 369

佛手 …………………………… 371

皂角刺 ………………………… 373

余甘子 ………………………… 375

谷芽 …………………………… 377

谷精草 ………………………… 379

辛夷 …………………………… 381

羌活 …………………………… 384

沙苑子 ………………………… 386

沙棘 …………………………… 388

诃子 …………………………… 389

补骨脂 ………………………… 391

灵芝 …………………………… 393

陈皮 …………………………… 395

附子 …………………………… 397

忍冬藤 ………………………… 399

鸡血藤 ………………………… 401

鸡骨草 ………………………… 403

鸡冠花 ………………………… 405

玫瑰花 ………………………… 407

青风藤 ………………………… 409

青皮 …………………………… 411

青果 …………………………… 413

青葙子 ………………………… 415

青蒿 …………………………… 417

板蓝根 ………………………… 419

苦木 …………………………… 421

苦地丁 ………………………… 423

苦杏仁 ………………………… 425

苦参 …………………………… 428

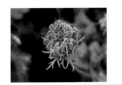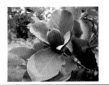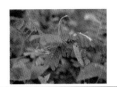

目录
contents

苦楝皮 …………………… 430

苘麻子 …………………… 432

枇杷叶 …………………… 434

南鹤虱 …………………… 436

松花粉 …………………… 438

刺五加 …………………… 440

郁李仁 …………………… 442

郁金 …………………… 446

虎杖 …………………… 451

明党参 …………………… 452

罗布麻叶 …………………… 454

罗汉果 …………………… 455

知母 …………………… 456

委陵菜 …………………… 458

垂盆草 …………………… 460

使君子 …………………… 462

侧柏叶 …………………… 464

佩兰 …………………… 465

金果榄 …………………… 466

金佛草 …………………… 468

金荞麦 …………………… 470

金钱草 …………………… 472

金银花 …………………… 474

金樱子 …………………… 476

狗　脊 …………………… 478

肿节风 …………………… 480

鱼腥草 …………………… 482

京大戟 …………………… 484

闹羊花 …………………… 486

卷柏 …………………… 488

泽兰 …………………… 490

泽泻 …………………… 492

细辛 …………………… 494

荆芥 …………………… 498

茜草 …………………… 500

澄茄子 …………………… 502

草乌；制草乌 …………………… 503

草豆蔻 …………………… 505

草果 …………………… 507

茵陈 …………………… 509

茯苓 …………………… 511

芜蔚子 …………………… 513

葫芦巴 …………………… 515

胡椒 …………………… 517

荔枝核 …………………… 519

南五味子 …………………… 521

南板蓝根 …………………… 523

南鹤虱 …………………… 525

枳壳 …………………… 527

枳实 …………………… 530

柏子仁 …………………… 534

栀子；焦栀子 …………………… 536

枸杞子 …………………… 538

枸骨叶 …………………… 540

柿蒂 …………………… 542

威灵仙 …………………… 543

厚朴 …………………… 547

厚朴花 …………………… 549

砂仁 …………………… 551

牵牛子 …………………… 555

鸦胆子 …………………… 557

韭菜子 …………………… 559

骨碎补 …………………… 561

钩藤 …………………… 563

香加皮 …………………… 566

香附 …………………… 568

香橼 …………………… 570

香薷 …………………… 572

目录
contents

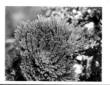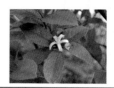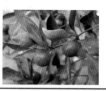

重楼 ···················· 574

禹州漏芦 ············ 578

独活 ···················· 580

胖大海 ················ 583

急性子 ················ 584

前胡 ···················· 586

首乌藤 ················ 588

姜黄 ···················· 590

洋金花 ················ 592

穿心莲 ················ 594

络石藤 ················ 596

秦艽 ···················· 598

秦皮 ···················· 602

珠子参 ················ 605

桂枝 ···················· 607

桔梗 ···················· 608

桃仁 ···················· 610

胡桃仁 ················ 613

莱菔子 ················ 615

莲子 ···················· 617

莲子心 ················ 619

莲房 ···················· 620

莲须 ···················· 621

莪术 ···················· 622

荷叶 ···················· 625

夏天无 ················ 626

夏枯草 ················ 628

柴胡 ···················· 630

党参 ···················· 634

鸭跖草 ················ 637

积雪草 ················ 639

射干 ···················· 641

徐长卿 ················ 643

凌霄花 ················ 645

高良姜 ················ 647

粉葛 ···················· 649

粉萆薢 ················ 651

益母草 ················ 652

益智 ···················· 654

拳参 ···················· 656

浙贝母 ················ 658

海金沙 ················ 660

浮萍 ···················· 662

预知子 ················ 663

桑叶 ···················· 666

桑白皮 ················ 667

桑枝 ···················· 668

桑寄生 ················ 669

桑椹 ···················· 671

通草 ···················· 672

黄芩 ···················· 674

黄芪 ···················· 676

黄连 ···················· 679

黄柏 ···················· 682

黄精 ···················· 684

菝葜 ···················· 688

菟丝子 ················ 690

菊花 ···················· 692

梅花 ···················· 694

常山 ···················· 695

野菊花 ················ 697

蛇床子 ················ 699

银杏叶 ················ 700

银柴胡 ················ 701

猪牙皂 ················ 703

猪苓 ···················· 705

猫爪草 ················ 706

旋覆花 ················ 707

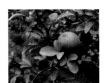 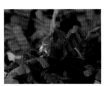 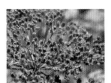

目录
contents

麻黄··············710

麻黄根··············713

鹿衔草··············715

商陆··············717

淫羊藿··············719

淡竹叶··············723

密蒙花··············725

川续断··············727

绵马贯众··············729

绵萆薢··············732

款冬花··············734

葛根··············736

葶苈子··············738

萹蓄··············740

楮实子··············742

棕板··············743

紫花地丁··············744

紫苏子··············746

紫苏叶··············748

紫苏梗··············749

紫菀··············750

黑芝麻··············752

鹅不食草··············753

蓖麻子··············755

湖北贝母··············757

蒺藜··············759

蒲公英··············761

蒲黄··············763

椿皮··············765

槐花··············767

槐角··············769

路路通··············771

锦灯笼··············773

满山红··············775

蔓荆子··············776

蓼大青叶··············779

槟榔；焦槟榔··············780

榧子··············782

酸枣仁··············784

豨莶草··············786

罂粟壳··············789

漏芦··············791

槲寄生··············793

墨旱莲··············795

稻芽··············797

橘核··············799

橘红··············800

鹤虱··············801

薤白··············802

薏苡仁··············804

薄荷··············806

颠茄··············808

藏菖蒲··············809

藁本··············811

檀香··············813

藕节··············815

覆盆子··············817

瞿麦··············819

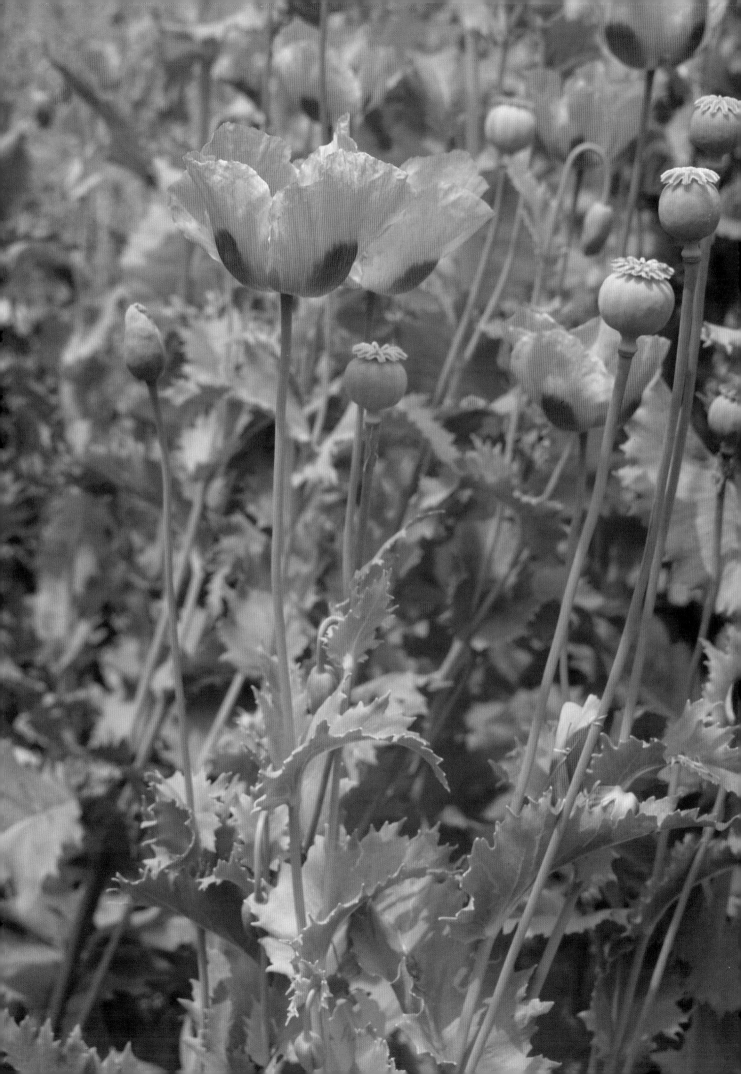

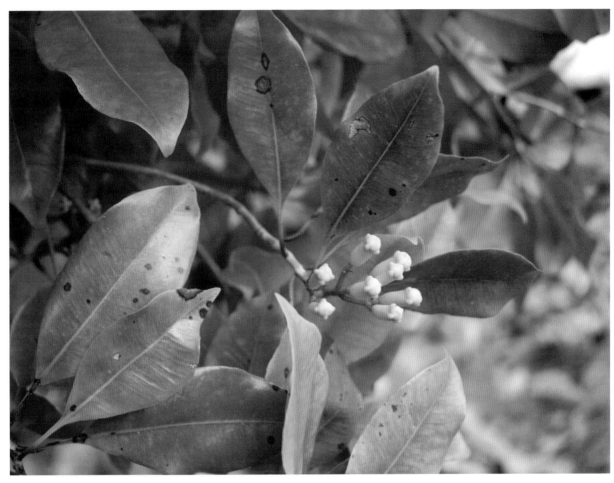

丁 香 *Eugenia caryophyllata*

丁香；母丁香

丁香 Dingxiang；母丁香 Mudingxiang

⊙ 来 源

丁香为桃金娘科 (Myrtaceae) 植物丁香的花蕾；母丁香为植物丁香的干燥果实。

⊙ 原植物

丁香 *Eugenia caryophyllata* Thunb. 别名：母丁香，公丁香（通称）。

常绿乔木，高达10cm。叶对生，叶柄长1～2cm，两侧有下延叶基；叶长圆状卵形或长圆状倒卵形，革质，长5～10cm，宽2.5～5cm，先端渐尖或急尖，基部渐狭至叶柄，全缘，两面无毛。聚伞状圆锥花序顶生，花直径约6mm，芳香；花萼肥厚，绿色后转淡紫色，长管状，先端4裂，裂叶三角形；花冠白色，带淡紫色，短管状，4裂；雄蕊多数，花丝纤细，花药纵裂；子房下位，与萼管合生，花柱粗厚，柱头不明显。浆果红棕色，长方椭圆形，有光泽，先端宿存花萼，裂片肥厚，有香气。花期6～7月。果期8～9月。

⊙ 生境分布

生于温暖潮湿的热带地区。原产印度、越南及东非沿海等地，我国海南、广东、广西、云南等省、自治区有栽培。

⊙ 采收加工

丁香在9月至次年3月间，花蕾由青转为鲜红时采收，采下后除去花梗、杂质、晒干。母丁香在果实近成熟时采摘，除去果梗、杂质，晒干。

⊙ 药材性状

丁香呈短棒状，长1.1～1.8cm，直径0.3～0.5cm；表面深棕色。上部花蕾球形，下部花托类圆柱形，稍扁，略显纵棱。萼片4枚，肥厚。花瓣4片，覆瓦状排列。雄蕊多数向内弯曲于花蕾中，子房3室，位于花托上部，中轴胎座，雌蕊1枚。香气浓郁，尝之味辣麻舌。

母丁香长椭圆形或纺锤形，顶端有4片宿存的萼片，基部常具短果柄，棕色至深棕色，表面有细皱纹，长2～2.7cm，直径4～7mm；果皮与种皮易分离。

⊙ 炮制及饮片

除去杂质，用时捣碎。

⊙ 性味功能

味辛，性温。有温中，降逆，补肾助阳，下气止痛的功能。

⊙ 主治用法

用于脾胃虚寒，呃逆呕吐，食少吐泻，心腹冷痛，肾虚阳痿，小儿吐乳，腰膝酸痛，阴冷等症。用量1～3g。

公丁香 *Eugenia caryophyllata*

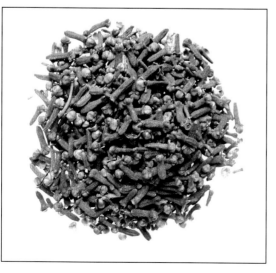

母丁香 *Eugenia caryophyllata*

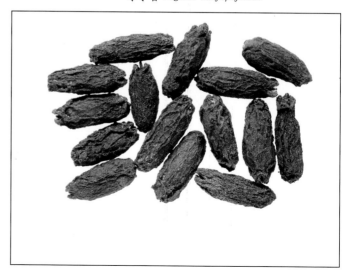

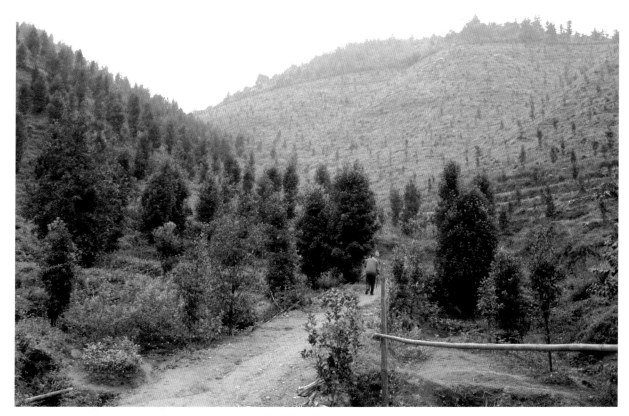

八角茴香生境 *Illicium verum*

八角茴香

八角茴香 Bajiaohuixiang

☉ 来　源

八角茴香为木兰科(Magnoliaceae)植物八角茴香的果实。

☉ 原植物

八角茴香 *Illicium verum* Hook. f. 别名：大茴香，八角，大料（通称）。

常绿乔木，高达20m。树皮灰褐色或红褐色，有不规则裂纹。叶互生或3~6叶簇生于枝端，叶柄长1cm；叶片革质，椭圆状倒卵形或椭圆状倒披针形，长5~12cm，宽2~4cm，先端渐尖或急尖，基部楔形，全缘，稍内卷，上面有光泽，具油点，下面被疏柔毛。花单生于叶腋或近顶生，花梗短；花被7~12，排成数轮，覆瓦状排列，内轮粉红色至深红色；雄蕊多数，排成1~2轮；心皮8~9，离生；子房长约2mm，花柱短

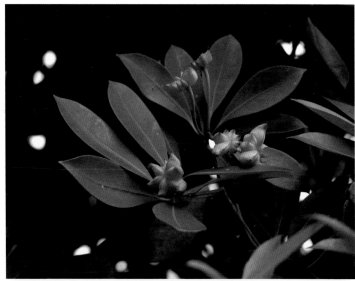

八角茴香果枝 *Illicium verum*

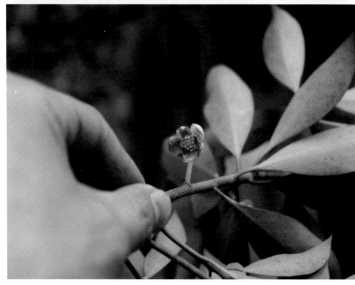

八角茴香花枝 *Illicium verum*

于或近等长于子房。果实由8个蓇葖果放射排列成八角形的聚合果，直径3.5～4cm，红褐色或淡棕色，果柄弯曲呈钩状，长1～3cm，蓇葖果扁平，先端钝尖或钝，成熟时由腹缝线裂开。种子1，扁卵形，红褐色，表面有光泽。花期4～5月。果期6～7月。

⊙ 生境分布

生于温暖、湿润的山谷中。栽培或野生。分布于福建、台湾、广东、广西、贵州、云南等省区。

⊙ 采收加工

每年采收两次，秋、冬季于果实变黄时采收，晒干或文火烤干或烫后晾干。2～3月采收量较少。

⊙ 药材性状

多由8个放射状排列成八角形的聚合果，直径3～4cm，下面有弯曲的果柄，长3～4cm，常脱落。蓇葖果长1.2～2cm，宽0.7～1cm，上缘开裂呈小艇状，先端钝或钝尖，外表面褐色或红棕色，有不规则裂纹，内面淡红棕色或淡黄棕色，光滑，有光泽。种子1枚，扁卵形，长约8mm，宽约5mm，一端有种脐及珠孔，另端有合点，中间有种脊，种皮红棕色或黄棕色，平滑有光泽；质脆，富油性。香气浓，味甜。

⊙ 性味功能

味辛，性温。有温中散寒，理气止痛的功能。

⊙ 主治用法

用于胃寒呕吐，食欲不振，疝气腹痛，肾虚腰痛。用量3~6g。

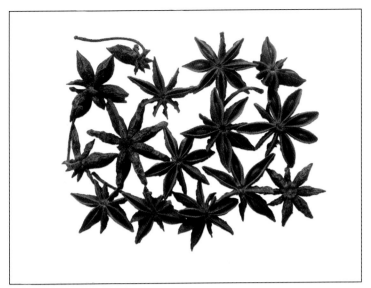

八角茴香药材 *Illicium verum*

混伪品

同属多种植物的形状与八角茴香相似，且果实具强毒性，应注意鉴别。

1. 披针叶八角 *Illicium lanceolatum* A. C. Smith：

心皮10~14；花被片9~15，雄蕊6~11；聚合果径3.4~4cm。

2. 红茴香 *Illicium henryi* Dils：

心皮7~9，稀达13；灌木状或小乔木；聚合果径2~3.5cm，蓇葖顶端喙尖长3~5mm

披针叶八角花枝 *Illicium lanceolatum*

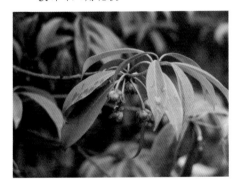

披针叶八角果枝 *Illicium lanceolatum*

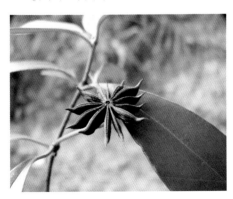

红茴香花结构 *Illicium henryi*

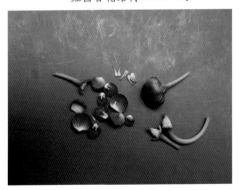

红茴香 *Illicium henryi*

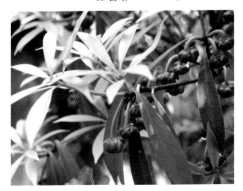

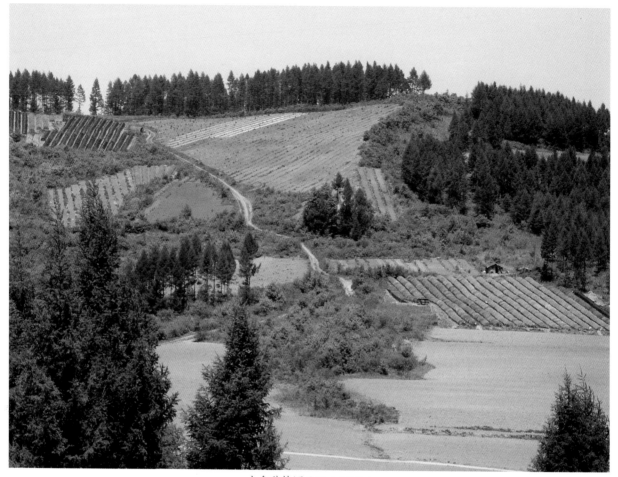

人参种植园 *Panax ginseng*

人参
人参 Renshen

 来　源

　　人参为五加科（Araliaceae）植物人参的根。

⊙ 原植物

　　人参 *Panax ginseng* C. A. Mey. 别名：圆参，山参。

　　多年生草本，高30~60cm。主根肉质，圆柱形或纺锤形，有分枝，淡黄色，须根细长，有小疣状物；根茎短，每年增生一节，通常称芦头，有不定根。茎单一，圆柱形，绿色。掌状复叶轮生茎端，常1年生者为1片三出复叶，2年生为1片五出复叶，3年生为2片五出复叶，以后每年增加1片，最多达6片。复叶有长柄；小叶多为5。基部1对较小，长2~3cm，宽1~1.5cm，上部小叶长4~15cm，宽2~4cm，椭圆形、长椭圆形，先端长渐尖，基部楔形，下延，边缘有细锯齿，上面沿脉有少数刚毛。总花梗长7~12cm，由茎端叶柄中央抽出。伞形花序顶生；花小，多数，淡黄绿色，有小花梗；花萼绿色，5裂；花瓣5；雄蕊5；子房下位，2室；花柱2，离生。核果浆果状，扁球形，熟时鲜红色。种子白色，扁卵圆形。花期6~7月。果期7~9月。

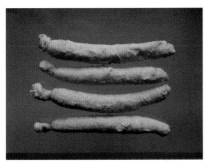
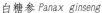
白糖参 *Panax ginseng*

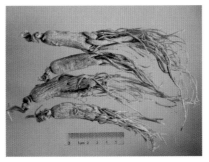
生晒参 *Panax ginseng*

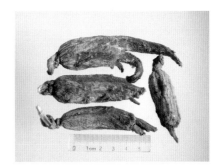
红参 *Panax ginseng*

⊙ 生境分布

生于海拔数百米的阴湿山地落叶阔叶林或针叶阔叶混交林下。野生于黑龙江、吉林、辽宁及河北北部，现吉林、辽宁栽培甚多，北京、河北、山西也有引种栽培。

⊙ 采收加工

秋季挖取生长5~7年的圆参或野山参，晒干，前者称"生晒参"，后者称"生晒山参"。经水烫，浸糖后干燥，称"白糖参"；蒸制后晒干或烘干，称"红参"。

⊙ 药材性状

生晒参：根圆柱形或纺锤形，长3~15cm，直径1~2cm；灰黄色，有明显的纵皱纹，上端有环纹，下部有支根，生多数须根，并有细小疣状突起。根茎（芦头）长1~4cm，直径0.3~1.5cm，弯曲，有不定根和凹状茎痕。质较硬，断面淡黄色，粉性，显菊花纹。气微香特异，味微苦甘。

生晒山参：主根粗短，多有2个支根呈人字形或圆柱形，表面灰黄色，有纵皱纹，顶端有细长根茎，常与主根等长或更长，有密集的碗状茎痕，靠主根的一段光滑无茎痕称"圆芦"。支根上生细长须状根，有明显的疣状突起。

白糖参：根圆柱形，芦与须齐全，长3~15cm，直径0.7~3cm；白色或淡黄色。上端有较多环纹。遍体有针刺的针痕，外皮较松泡，常见糖样结晶。断面黄白色，疏松，有裂隙。

红参：根圆柱形或纺锤形，全长5~20cm，主根长5~10cm，直径1~2.5cm；红棕色，半透明，偶有不透明的暗褐色斑块，下部有扭曲交叉支根。根茎上有茎痕及不定根。质硬脆，断面角质样，红棕色。气微香特异，味微苦。

⊙ 炮制及饮片

生晒参：润透，切薄片，干燥。

生晒山参：用时粉碎或捣碎。

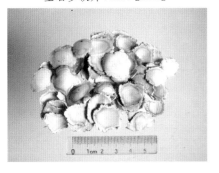
生晒参饮片 *Panax ginseng*

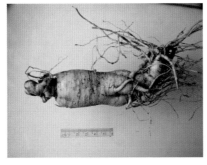
人参鲜根 *Panax ginseng*

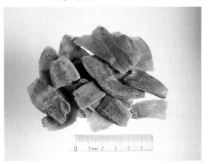
红参饮片 *Panax ginseng*

红参：润透，切薄片，干燥或用时捣碎。

⊙ 性味功能

味甘、微苦，性温。有大补元气，益肺补脾，生津养血，安神的功能。

⊙ 主治用法

用于体虚欲脱，气短喘促，自汗肢冷，精神倦怠，食少吐泻，气虚作喘，久咳，津亏口渴，失眠多梦，惊悸健忘，阳萎，尿频，一切气血津液不足等。用量1.5～9g，大量15～30g。反藜芦，畏五灵脂，均不宜同用。

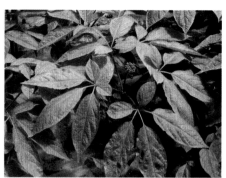

人参 Panax ginseng

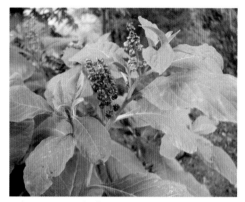

商陆 Phytolacca acinosa

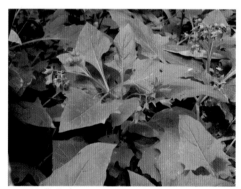

华山参 Physochlaina infundibularis

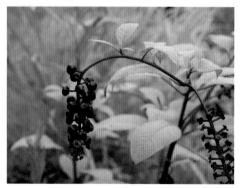

美国商陆 Phytolacca americana

混伪品

历史上曾有用商陆、美国商陆、紫茉莉、土人参、华山参等多种植物的根人为加工伪造人参，现已少见。

1. 商陆 Phytolacca acinosa Roxb.（见"商陆"项下）

2. 美国商陆 Phytolacca americana L.（见"商陆"项下）

3. 紫茉莉 Mirabilis jalapa L.我国庭园、公园及宅旁普遍栽培，有时逸为野生。

4. 土人参 Talinum paniculatum (Jacq.) Gaertn.

多年生草本，肉质。根粗壮，圆锥形。茎直立，下部分枝，基部稍木质化。单叶互生，叶片肉质，倒卵形或倒卵状长椭圆形，先端尖或钝圆，基部渐狭窄而成短柄，全缘，两面绿色而光滑。花小，紫红色，集成顶生或侧生疏散的圆锥花序。蒴果。花期6～7月，果期9～10月。

5. 华山参 Physochlaina infundibularis Kuang（见"华山参"项下）

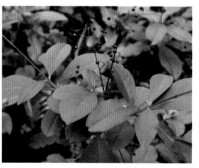

土人参 Talinum paniculatum

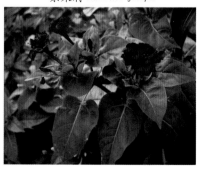

紫茉莉 Mirabilis jalapa

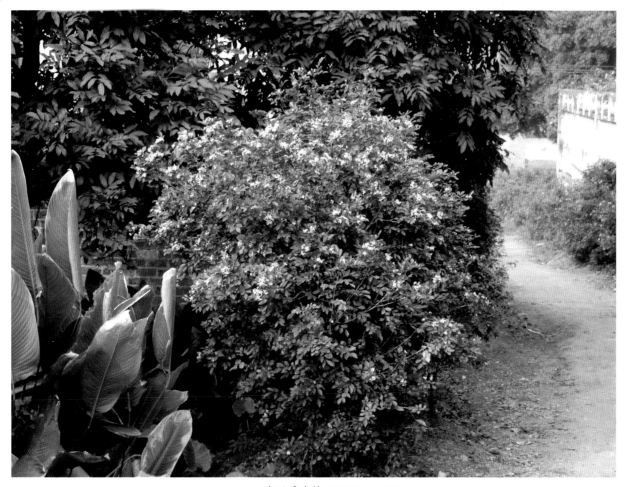

九里香生境 *Murraya exotica*

九里香

九里香 Jiulixiang

⊙ 来 源

九里香为芸香科（Rutaceae）植物九里香和千里香的干燥叶和带叶嫩枝。

⊙ 原植物

1. 千里香 *Murraya paniculata* (L.) Jack 别名：七里香，九秋香，七路香。

常绿灌木或小乔木，高1~3 m。树皮及枝灰白色或黄灰色，当年生枝条绿色。单数羽状复叶互生，叶轴无毛，小叶3~7(~9)，小叶柄短，小叶卵形或卵状披针形，长2~7 cm，宽1~3 cm，先端长渐尖，稀短尖，基部楔形，常偏斜，全缘，上面深绿色，有光泽，下面淡绿色。聚伞花序腋生或顶生，花大，芳香。萼片5，卵形；花瓣5，长圆形，白色，散生淡黄色半透明油点；雄蕊10，长短不一，着生于花盘周围，药隔背部无腺体。子房2室，花柱细长，柱头头状。浆果卵形或卵圆形，长1~2 cm，宽0.5~1.4 cm，熟时朱红色，表面密布油腺点。种子1~2，种子有绵质毛。花期4~9月或秋冬季。果期9~11月。

2. 九里香 *Murraya exotica* L. 别名：红奶果，山桔子，夜来香。

形态似千里香,但叶片倒卵形，顶端钝或圆，叶轴微被细柔毛；药隔背部通常有细小腺点2颗。

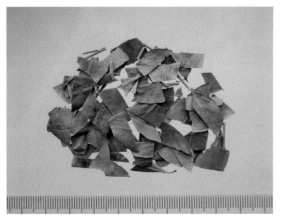

九里香饮片(九里香 *Murraya exotica*)

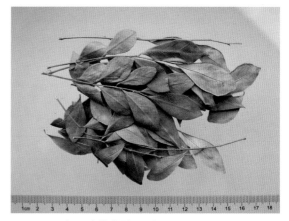

九里香药材(九里香 *Murraya exotica*)

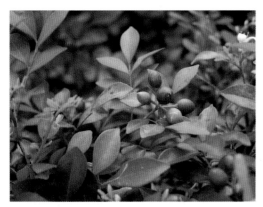

九里香果枝 *Murraya exotica*

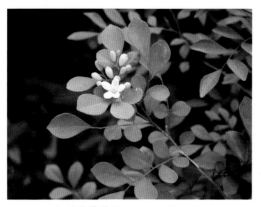

九里香花枝 *Murraya exotica*

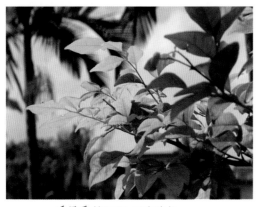

千里香 *Murraya paniculata*

⊙ 生境分布

　　九里香生海拔128～1200米干旱旷野或灌丛中，在滇南栽培作绿篱，分布于台湾、福建、广东、广西、贵州等省区。千里香生于低丘陵、山地或密林中或栽培，分布于福建、台湾、湖南、广东、海南、广西、贵州、云南等省区。

⊙ 采收加工

　　叶全年可采，于阴凉处阴干。

⊙ 药材性状

　　1. 九里香 嫩枝呈圆柱形，直径1～5mm，表面灰褐色，具纵皱纹。质坚韧，不易折断，断面不平坦。羽状复叶有小叶3～9片，多已脱落；小叶片呈倒卵形或近菱形，最宽处在中部以上，长约3cm，宽约1.5cm；先端钝，急尖或凹入，基部略偏斜，全缘；黄绿色，薄革质，上表面有透明腺点，小叶柄短或近无柄，下部有时被柔毛。气香，味苦、辛，有麻舌感。

　　2. 千里香 小叶片呈卵形或椭圆形，最宽处在中部或中部以下，长2～8cm，宽1～3cm，先端渐尖或短尖。

⊙ 炮制及饮片

　　除去杂质，切碎。

⊙ 性味功能

　　味辛、苦，性温。有小毒。有麻醉，镇惊，解毒消肿，祛痰，活络的功能。

⊙ 主治用法

　　用于胃痛，风湿痛，跌打肿痛，风湿骨痛，牙痛，破伤风，流行性乙型脑炎，蛇虫咬伤，局部麻醉。用量6～12g。

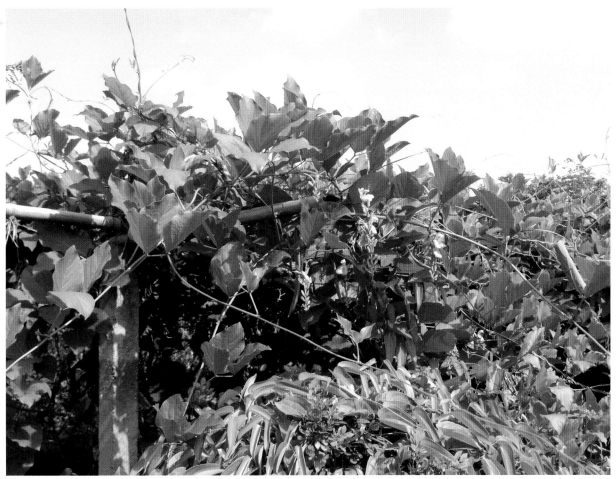

刀豆生境 *Canavalia gladiata*

刀豆
刀豆 Daodou

⊙ 来 源

刀豆为豆科（Leguminosae）植物刀豆的干燥成熟种子。

⊙ 原植物

刀豆 *Canavalia gladiata* (Jacq.) DC.

一年生缠绕状草质藤本，长可达数米，无毛或稍被毛。三出复叶，叶柄长 7 ~ 15cm；顶生小叶片通常宽卵形，长 8 ~ 20cm，宽 5 ~ 16cm，顶端渐尖，基部宽楔形或近圆形，全缘，两面无毛，侧生小叶基部圆形，偏斜。总状花序腋生，花常 2 ~ 3 朵簇生于花序轴上；萼管钟状,稍被毛，上唇大，具 2 裂齿，下唇有 3 裂齿，卵形；花冠蝶形，淡红色或淡紫色，长 3 ~ 4cm，旗瓣宽椭圆形，顶端凹入，基部具不明显的耳及宽爪，翼瓣和龙骨瓣均弯曲，具向下的耳；雄蕊 10，合生，对着旗瓣的 1 枚基部稍离生；子房线状，具短柄，有疏长硬毛；胚珠多数。荚果条形，扁而略弯曲，长 10 ~ 35cm，宽 3 ~ 6cm，先端弯曲或钩状，边缘有隆脊。种子 10 ~ 14 粒，种子椭圆形、长椭圆形或肾形，种皮粉红色、红色或褐色，种脐约为种子全长的 3/4。花期 6 ~ 9 月，果期 8 ~ 11 月。

◎ 生境分布

栽培于气候温暖地带。分布于江苏、安徽、浙江、江西、台湾、湖北、湖南、广东、广西、陕西、四川等省区。

◎ 采收加工

秋季种子成熟时采收荚果，剥取种子，晒干。

◎ 药材性状

种子扁卵形或扁肾形，长2～3.5cm，宽1～2cm，厚0.5～1.5cm。表面淡红色、红紫色或黄褐色，少数类白色或紫黑色，略有光泽，微皱缩，边缘具灰黑色种脐（习称"黑眉"），长约为种子的3/4，宽约2mm，其上有类白色膜片状珠柄残余，近种脐的一端有凹点状珠孔，另端有深色的合点，合点与种脐间有隆起的种脊。质硬，难破碎。种皮革质，内表面棕绿色，平滑，子叶黄白色，胚根位于珠孔一端，歪向一侧。气微，味淡，嚼之具豆腥气。

◎ 炮制及饮片

除去杂质，用时捣碎。

◎ 性味功能

味甘，性温。有温中下气，益肾补元的功能。

◎ 主治用法

用于虚寒呃逆，呕吐，肾虚腰痛，痰喘。用量4.5～9g。

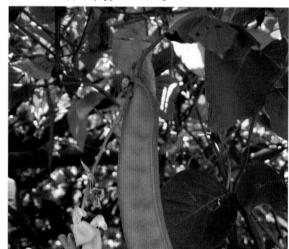

刀豆果枝 *Canavalia gladiata*

刀豆药材 *Canavalia gladiata*

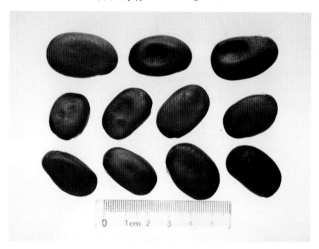

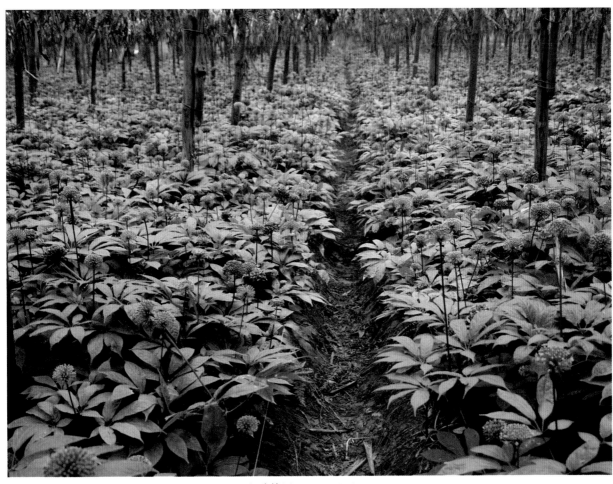

三七种植园 *Panax notoginseng*

三七

三七 Sanqi

⊙ 来 源

三七为五加科（Araliaceae）植物三七的根。

⊙ 原植物

三七 *Panax notoginseng* (Burk.) F. H. Chen 别名：参三七，田七（通称）。

多年生草本，高达60cm。根状茎短；主根肉质，倒圆锥形或圆柱形，长2～5cm，宽1～3cm，棕黄色或暗褐色，有疣状突起和分枝。茎单一，近圆柱形，有纵条纹。掌状复叶2～5轮生于茎顶；叶柄长4～10cm，基部有多数披针形或卵圆形托叶状附属物；小叶5～7，膜质，长椭圆形或倒卵状椭圆形，长8～10cm，宽2.5～3.5cm，先端渐尖或长渐尖，基部圆楔形，稍偏斜，下延，边缘有细锯齿，两面脉上有刚毛；小叶柄长约2cm。伞形花序单生于茎顶，花小，数朵，淡黄绿色，总花梗长15～30cm，小花梗长约1cm，基部有多数鳞片状苞片；花萼5齿裂；花瓣5，卵圆形，先端尖；雄蕊5，花药纵裂；子房下位，2室；花柱2。浆果，肾形，熟时红色。种子扁球形。花期6～8月。果期8～10月。

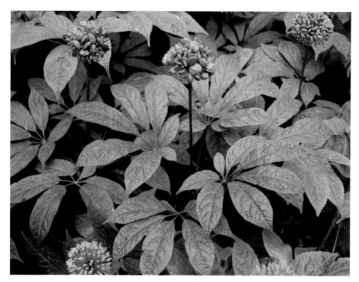

三七 *Panax notoginseng*

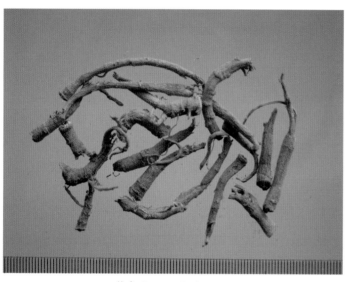

筋条 *Panax notoginseng*

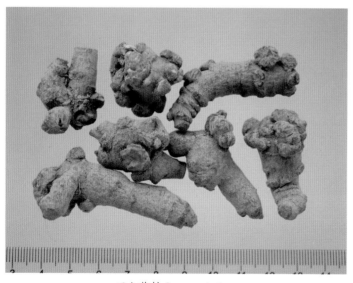

三七药材 *Panax notoginseng*

⊙ 生境分布

　　生于山坡丛林下。分布于福建、浙江、江西、广东、广西、四川等省区。今野生者少见，现云南南部和广西南部多有栽培。

⊙ 采收加工

　　秋季开花前采收栽培3年以上的植株，除去茎叶及泥土，剪下芦头、侧根及须根，分别晒干。支根习称"筋条"，芦头（茎基）习称"剪口"。

⊙ 药材性状

　　主根呈类圆锥形或圆柱形，长1～6cm，直径1～4cm。表面灰褐色或灰黄色，有断续的纵皱纹及支根痕。顶端有茎痕，周围有瘤状突起。体重，质坚实，断面灰绿色、黄绿色或灰白色，木部微呈放射状排列。气微，味苦回甜。

　　筋条呈圆柱形，长2～6cm，上端直径约0.8cm，下端直径约0.3cm。

　　剪口呈不规则的皱缩块状及条状，表面有数个明显的茎痕及环纹，断面中心灰白色，边缘灰色。

⊙ 炮制及饮片

　　三七粉：取三七，洗净，干燥，碾细粉。

⊙ 性味功能

　　味甘、微苦，性温。有散瘀止血，消肿定痛的功能。

⊙ 主治用法

　　用于吐血，咯血，衄血，便血，血痢，崩漏，产后血晕，瘀血胸腹刺痛，跌扑肿痛，外伤出血，痈肿。用量1～3g，研末；或水煎服，3～6g。外用适量，研末敷，或磨汁涂。孕妇慎服。

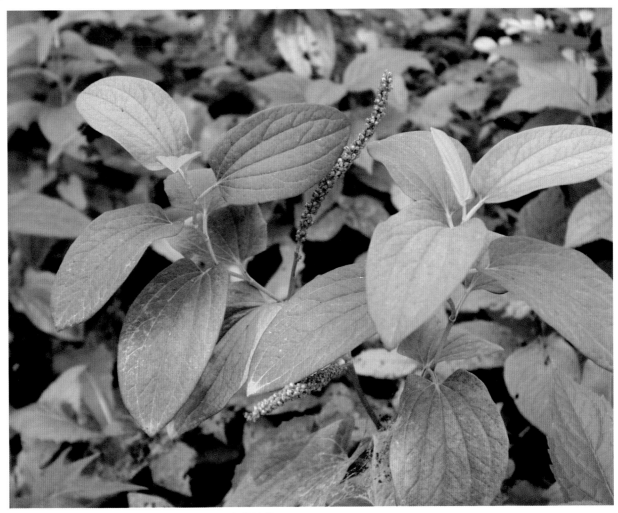

三白草果枝 *Saururus chinensis*

三白草

三白草 Sanbaicao

⊙ 来　源

　　三白草为三白草科（Saururaceae）三白草的全草或根茎。

⊙ 原植物

　　三白草 *Saururus chinensis*（Lour.）Baill. 别名：过塘藕，白水鸡，三点白。

　　多年生草本，高30～80cm。根状茎较粗，白色，茎直立，下部匍匐状。叶互生，纸质，叶柄长1～3cm，基部与托叶合生为鞘状，稍抱茎。叶卵形或卵状披针状形，长5～15cm，宽3～6cm，先端渐尖或短尖，基部心形或耳形，全缘，两面无毛，基出脉5。总状花序顶生，1～3枝，花序有2～3片乳白色叶状总苞；花小，无花被，生于苞片腋内；雄蕊6，花丝与花药等长；雌蕊由4个合生的心皮组成，子房上位，圆形，柱头4，向外卷曲。果实分裂为4个分果片，分果近球形，表面多疣状突起，不开裂，种子球形。花期6～7月。果期8～9月。

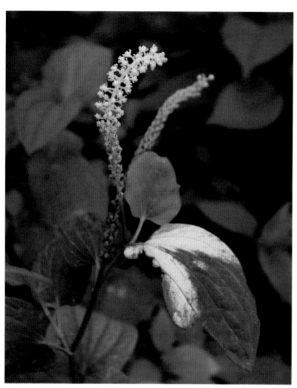

三白草花枝 Saururus chinensis

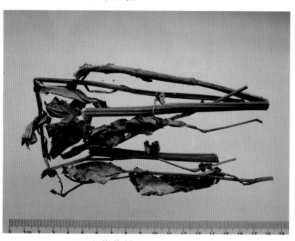

三白草药材 Saururus chinensis

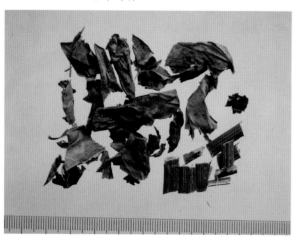

三白草饮片 Saururus chinensis

⊙ 生境分布

　　生于沟边、溪畔或沼泽等低湿处。分布于河北、山西、陕西、甘肃、河南、山东及长江流域以南各省区。

⊙ 采收加工

　　四季均可采挖全草；根茎秋季采挖，洗净，晒干或鲜用。

⊙ 药材性状

　　根茎圆柱形，节处膨大，节间长1.5～2cm，直径5～8mm。茎淡棕色，有纵沟纹，直径2～5mm，节间长3～6cm。叶多皱缩，展平叶卵状披针形，上面棕绿色，下面灰绿色，基部心形，叶柄基部常抱茎。茎顶有时可见总状花序。气微，味淡。

⊙ 炮制及饮片

　　除去杂质，洗净，切段，晒干。

⊙ 性味功能

　　味甘、辛，性寒。有清热利尿，解毒消肿的功能。

⊙ 主治用法

　　用于尿道感染，尿路结石，肾炎水肿，黄疸，脚气，白带过多，支气管炎。外用于疔疮痈肿，皮肤湿疹。用量15～30g。外用鲜品适量捣烂敷于患处。

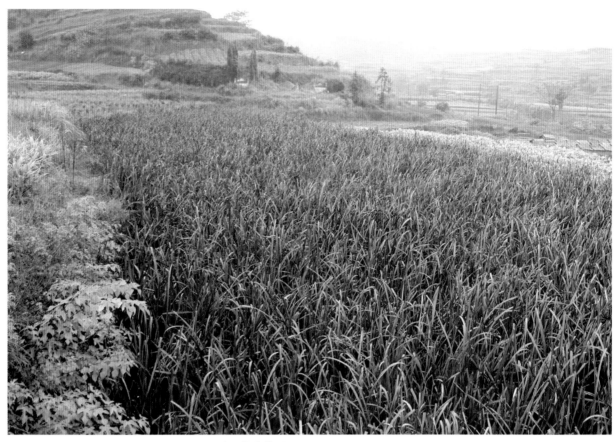

黑三棱种植园 *Sparganium stoloniferum*

三棱

三棱 Sanleng

⊙ 【来源】

三棱为黑三棱科（Sparganiaceae）植物黑三棱的块茎。

⊙ 【原植物】

黑三棱 *Sparganium stoloniferum* Buch.–Ham. 别名：京三棱。

多年生草本，高60～120cm。根茎圆锥形，横生于泥中，下生粗短的块茎及须根。茎单一，直立，圆柱形，光滑。叶丛生，排成2列，长条形，长60～100cm，宽1.2～1.5cm，先端渐尖，下面具纵棱，基部鞘状抱茎。花茎单一，从叶丛中生出，不分枝，长30～50cm；花单性，雌雄同株，花序密集成圆头状，总苞片叶状。雄花序生于花枝上部，每个分枝有雄花2～10个；雄花有花被片3～4，倒披针形，顶端截平；雄蕊3，花丝丝状白色，花药黄色。雌花序球形，位于花枝下部，每个分枝有雌花1～3个，雌花花被片3～4；雌蕊1，子房纺锤形，花柱长，柱头狭披针形，密被毛。聚花果直径约2cm，核果倒卵状圆锥形，长0.7～1cm，宽0.5～0.7cm，有棱角。花期6～7月。果期7～8月。

⊙ 【生境分布】

生于水湿低洼处及沼泽等地。分布于黑龙江、吉林、辽宁、河北、河南、山东、山西、内蒙古、江苏、

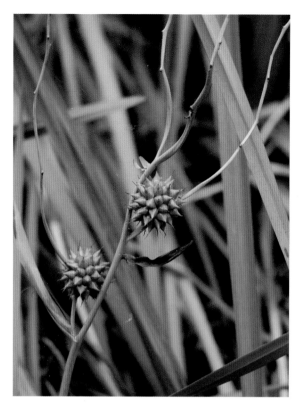

黑三棱果枝 *Sparganium stoloniferum*

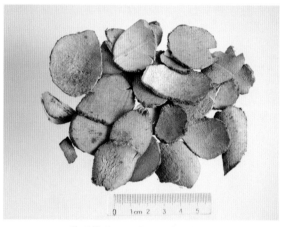

醋三棱 *Sparganium stoloniferum*

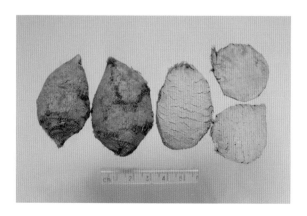

三棱(左)与三棱片(右) *Sparganium stoloniferum*

安徽、浙江、江西、湖北、湖南、陕西、宁夏、甘肃、四川、贵州、云南等省区。

⊙ 【采收加工】

春、秋季将全草连同块茎一起拔出,去掉地上部分及须根,洗净泥土,削去外皮,晒干。

⊙ 【药材性状】

块茎圆锥形或倒卵圆形,稍扁,上圆下尖,下端稍弯曲,长2~10cm,直径2~4cm,表面黄白色或灰黄色,有刀削痕,顶端有茎痕,须根痕点状,呈横向环状排列。体重,质坚实,难折断,入水下沉。折断面灰黄色或浅黄色,稍平坦,有多数散在小点及条状横纹。气微,味苦涩,微麻辣。

⊙ 【炮制及饮片】

三棱:除去杂质,浸泡,润透,切薄片,干燥。

醋三棱:取三棱片,加醋拌匀,稍闷,置锅内炒至黄色,取出,晒干。每100kg药材用醋20~30kg。

⊙ 【性味功能】

味苦,性平。有破血行气,消积止痛的功能。

⊙ 【主治用法】

用于血瘀气滞,腹部结块,肝脾肿大,经闭腹痛,食积胀痛。用量4.5~9g。月经过多,孕妇忌用。

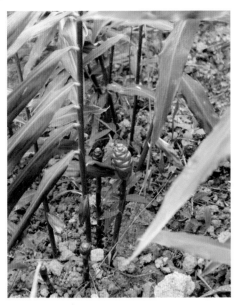

姜 *Zingiber officinale*

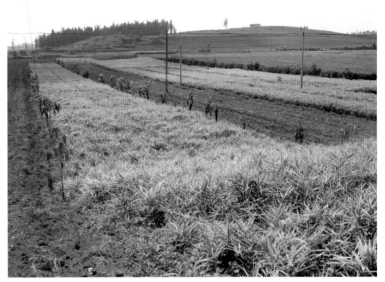

姜种植园 *Zingiber officinale*

干姜

干姜 Ganjiang

⊙ 【来源】

　　干姜为姜科（Zingiberaceae）植物姜的干燥根茎。

⊙ 【原植物】

　　姜 *Zingiber officinale* Rosc. 别名：药姜。

　　多年生草本，高40~100cm。根状茎横走，肥厚，扁平，具分枝，断面黄白色，具辛辣味。叶2列，无柄、具抱茎叶鞘；叶舌膜质，长2~4mm；叶片披针形至条状披针形，长15~30cm，宽约2cm，先端渐尖，基部渐窄，光滑无毛。花亭单独从根茎抽出，直立，长15~25cm，被覆瓦状排列的鳞片；穗状花序卵形或椭圆形，花密，长4~5cm；苞片淡绿色，卵圆形，长约2.5cm，先端具硬尖，覆瓦状排列；花冠黄绿色，管长2~2.5cm，裂片披针形，长不及2cm；唇瓣中央裂片矩圆状倒卵形，短于花冠裂片，具紫色条纹及淡黄色斑点，侧裂片卵形，长约6mm，具紫色边缘；雄蕊

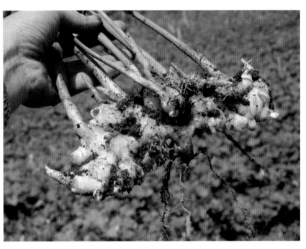

姜鲜根茎 *Zingiber officinale*

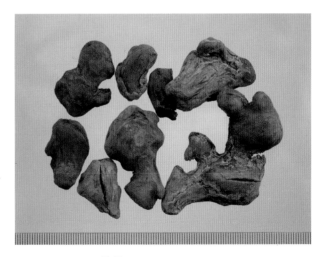

炮姜 *Zingiber officinale*

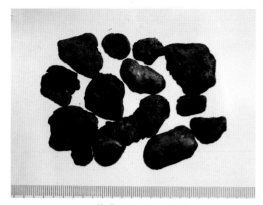

姜炭 *Zingiber officinale*

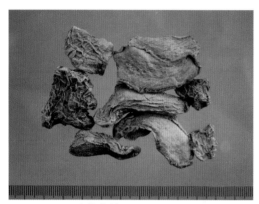

干姜药材 *Zingiber officinale*

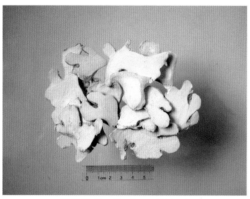

干姜饮片 *Zingiber officinale*

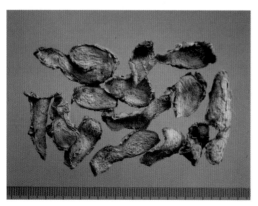

干姜片 *Zingiber officinale*

1；子房3室，无毛。花期7~8月，果期12月至翌年1月。

⊙ 【生境分布】

原产亚洲热带，我国除东北外，大部分地区有栽培。

⊙ 【采收加工】

冬至霜降前采挖根茎，除去茎叶须根，洗净晒干或微火烤干。炮姜是将干姜切成小块，放锅内炒至外面棕黄色，断面棕褐色并发泡鼓起，喷洒少许清水取出晾干。干姜搓去外皮为去皮干姜。

⊙ 【药材性状】

呈扁平状，长3~6cm。表皮皱缩，灰黄色或灰棕色。质硬，断面粉性和颗粒性，白色或淡黄色，有黄色油点散在。气香，味辣。去皮干姜表面平坦，淡黄白色。

⊙ 【炮制及饮片】

干姜 除去杂质，略泡，洗净，润透，切厚片或块，干燥。

姜炭 取干姜块，炒至表面黑色、内部棕褐色。

炮姜 取洁净河砂置锅内，一般用武火炒热后，加入净干姜，不断翻动，烫至表面鼓起，表面棕褐色，取出，筛去河砂。

⊙ 【性味功能】

味辛，性热。有温中散寒，回阳通脉，燥湿消炎的功能。

⊙ 【主治用法】

用于脘腹冷痛，肢冷脉微，痰饮喘咳。用量3~9g。

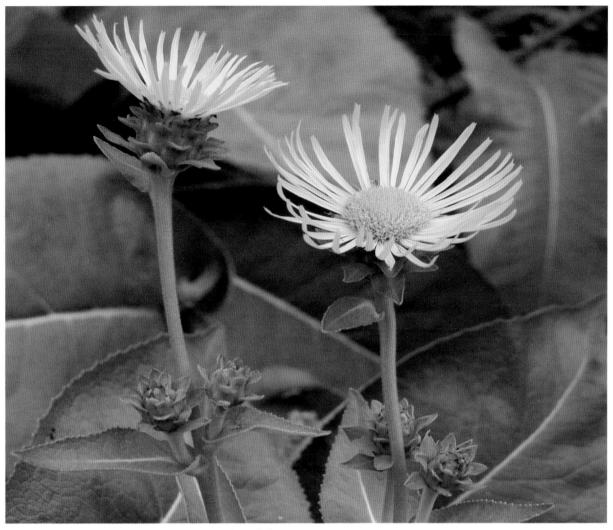

土木香花 *Inula helenium*

土木香

土木香 Tumuxiang

⊙ 来　源

　　土木香为菊科（Compositae）植物土木香的干燥根。

⊙ 原植物

　　土木香 *Inula helenium* L. 别名：祁木香，新疆木香。

　　多年生高大草木，高1~2m，全株密生短柔毛。主根肥大，侧根多，圆柱形至长圆锥形，有香气，深棕色。基生叶阔大，有长柄；广椭圆形或圆状披针形，长达40cm，宽达10~18cm，先端锐尖，基部渐窄，下延成翅状，边缘有不整齐锯齿，上面密生白色或淡黄色绒毛；茎生叶较小，无柄；叶长椭圆形，长10~30cm，宽5~14cm，基部心形，半抱茎。头状花序腋生，数个排列成伞房状，直径5~8cm，总

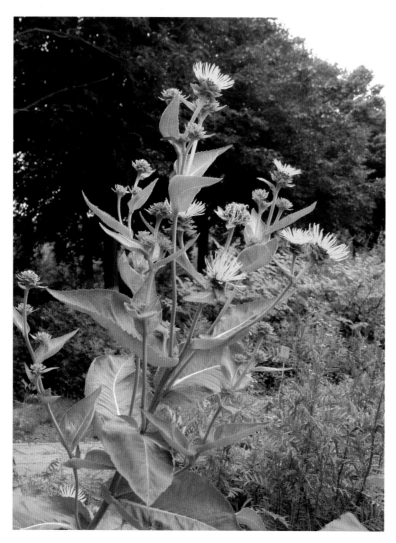

土木香花株 *Inula helenium*

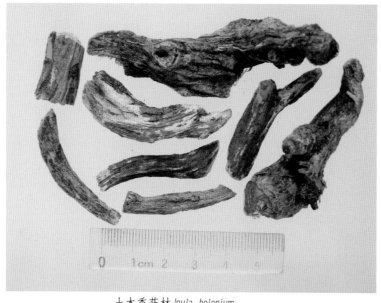

土木香药材 *Inula helenium*

苞半球形，总苞片5～10层，外层苞片叶质，长1～1.5cm，有茸毛，内层干膜质，较外层长。花黄色，边花1层，为舌状雌花，长2～3cm，先端3齿裂，中央管状花两性，花药基部有长尾。瘦果有4～5棱，冠毛浅灰白色，长约1cm。花期5～7月。果期7～9月。

⊙ 生境分布

生于河边、田边及河谷等潮湿处。分布于东北、华北及陕西、甘肃、新疆、河南、浙江、四川等省、自治区。多有栽培。

⊙ 采收加工

秋末挖根，除去残茎，泥沙，截断，较粗的纵切成瓣，晒干。

⊙ 药材性状

根圆柱形或长圆锥形，稍弯曲或扭曲，长10～20cm，直径0.5～2cm。表面深棕色，有纵皱纹及不明显横向皮孔，顶端有稍凹陷茎痕及棕红色叶柄残基，根头部稍膨大，边缘稍向外反卷。质坚硬，不易折断，折断面不平坦，稍呈角质样，乳白色至浅黄色，形成层环状明显，木质部略显放射状纹理。气微，味微苦而灼辣。

⊙ 炮制及饮片

除去杂质，洗净，润透，切片，晒干。

⊙ 性味功能

味辛、苦，性温。有健脾和胃，调气解郁，止痛安胎，驱虫的功能。

⊙ 主治用法

用于胸腹胀满疼痛，慢性胃炎，胃肠功能紊乱，呕吐泄泻，慢性肝炎，痢疾里急后重，蛔虫病等症。用量3～10g。多入丸散服。

混伪品

1. 菊科植物总状木香 *Inula racemosa* 干燥根曾作为土木香入药，并载入 2000 年版《中华人民共和国药典》。本种与土木香相似，区别点为头状花房排成总状。

2. 菊科植物厚叶木香 *Dolomiaea berardioidea* 在云南、四川部分地区作土木香入药。本种无地上茎，头状花序单一，易于区别。

3. 菊科植物木香 *Aucklandia lappa* 的根为常用中药"木香"，详细内容见"木香"项。

4. 菊科植物川木香 *Vladimiria souliei* 及其变种灰毛川木香 *Vladimiria souliei* var. *cinerea* 的干燥根为常用中药"川木香"，详细内容见"川木香"项。

厚叶木香 *lDolomiaea berardioidea*

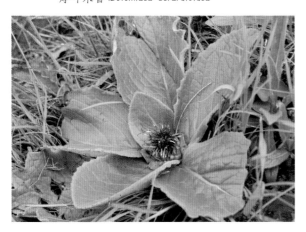

川木香 *Vladimiria souliei*

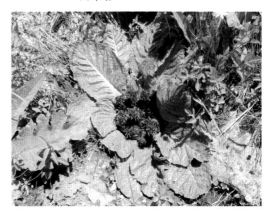

总状木香 *Inula racemosa*

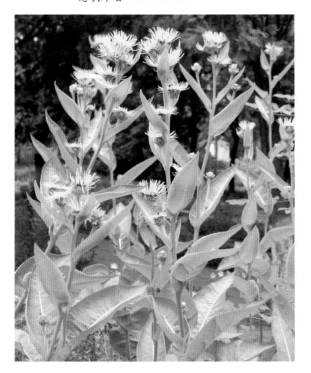

木香 *Aucklandia lappa*

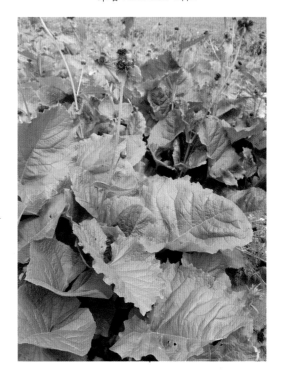

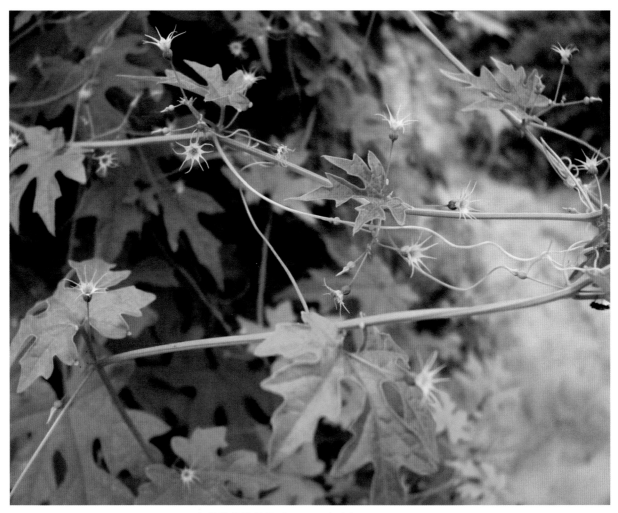

土贝母花枝 *Bolbostemma paniculatum*

土贝母

土贝母 Tubeimu

⊙来　源

土贝母为葫芦科（Cucurbitaceae）植物土贝母的干燥块茎。

⊙原植物

土贝母 *Bolbostemma paniculatum* (Maxim.) Franq. 别名：大贝母，假贝母。

多年生攀援草本，鳞茎近球形，肉质，白色，由几个至十余个肥厚鳞叶组合而成。茎细长达3m，顶端卷须单一或分叉。叶互生，叶柄长1～2cm；叶片卵状近圆形，长5～10cm，宽4～9cm，掌状5～7深裂，裂片再3~5浅裂，基部心形，边缘有浅裂状锯齿，基部裂片顶端有白色腺体1～2对，两面有毛。花单性，雌雄异株；腋生圆锥花序排列疏散，花梗长细弱；雄花直径约1.5cm；花黄绿色，花冠与花萼相似，基部合生，上部5深裂，裂片窄长，先端尾尖；雄蕊5，花丝1个分离，其余4个基部成对连合；子房下位，3室，花柱3，柱头6。蒴果圆柱形，长1.5～2.5cm，成熟时顶端盖裂。种子6，棕黑色，斜方形，先端有膜质翅。

⊙ 采收加工

采收季节因各地播种时间不同而异。早春3月播种，秋季采叶；秋季播种，翌年夏季抽薹开花前采叶；夏季播种，12月初冬时节采收或翌年夏季抽薹开花前采叶，晒干。

⊙ 药材性状

叶多皱缩或卷曲成团，多破碎。完整叶片长椭圆形或长圆状倒披针形，长5～12cm，宽2～6cm。灰绿色或棕绿色；先端钝，全缘或微波状，基部渐狭窄，下延至叶柄呈翼状；叶柄长4～10cm。纸质，质脆易碎。气微弱，叶微酸、苦、涩。

⊙ 炮制及饮片

除去杂质，略洗，切碎，干燥。

⊙ 性味功能

味苦，性寒。有清热解毒，凉血清斑的功能。

⊙ 主治用法

用于温邪入营、高热神昏、发斑发疹、黄疸、热症、痄腮、喉痹、丹毒、痈肿等。用量9～15g。

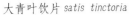
大青叶饮片 *satis tinctoria*

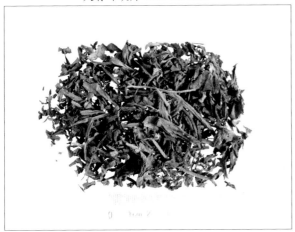

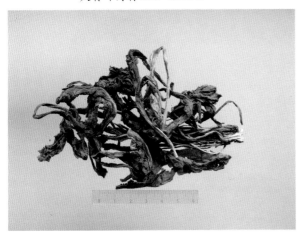
大青叶药材 *satis tinctoria*

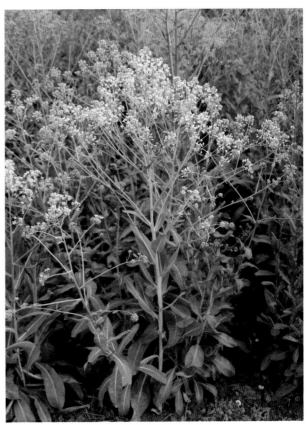
菘蓝植株 *satis tinctoria*

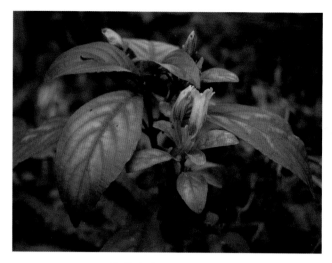

马蓝 Baphicacanthus cusia

马蓝的干燥叶 Baphicacanthus cusia

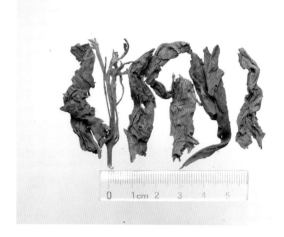

大青 Clerodendrum crytophyllum

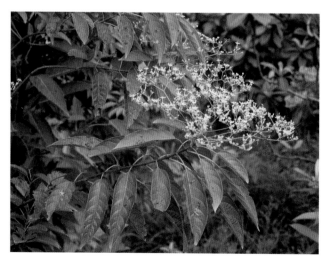

许多文献记载，大青叶除菘蓝植物外，以下多种植物的干燥叶等同应用：

1. 蓼科植物蓼蓝 *Polygonum tinctorum* Ait.（见"蓼大青叶"项）

2. 爵床科植物马蓝 *Baphicacanthus cusia* Bremek.（见"南板蓝根"项）

3. 马鞭草科植物大青 *Clerodendrum crytophyllum* Turcz

该植物为落叶灌木。叶对生，椭圆形或长圆形，全缘或有齿。伞房状聚伞花序，花小，白色。浆果状核果球形或倒卵形。

蓼蓝 *Polygonum tinctorum*

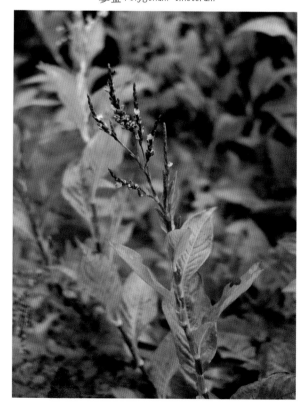

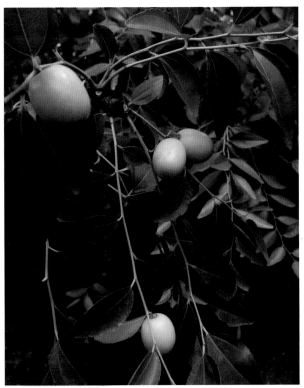

大枣果枝 *Ziziphus jujuba*

大枣
大枣 Dazao

⊙ 来　源

大枣为鼠李科(Rhamnaceae)植物枣的果实。

⊙ 原植物

枣 *Ziziphus jujuba* Mill.

落叶灌木或小乔木，高达10m。小枝具细长的刺,刺直立或弯曲。单叶互生，叶柄短，叶片卵形至卵状披针形，长3~7cm，宽2~3.5cm，先端稍钝，基部歪斜，边缘有细锯齿，上面亮绿色，下面淡绿色，两面无毛，3主脉自基部发出，侧脉明显。花小，通常7~8朵生于叶腋成聚伞花序；花萼5裂，上部呈花瓣状，下部相连后成筒状，绿色；花瓣5，淡黄绿色；雄蕊5，与花瓣对生，着生于花盘边缘；花盘圆形，边缘波状；子房下部与花盘合生，花柱突出于花盘中央，先端2裂。核果卵形至长圆形，长1.5~4cm，嫩时绿色或桔红色，成熟时深红色，果肉肥厚，味甜；核两端锐尖。花期4~5月。果期7~9月。

⊙ 生境分布

全国各地栽培。分布于河北、山西、陕西、河南、山东、安徽、江苏等省区。

⊙ 采收加工

8~9月变红成熟后采收，晒干。

⊙ 药材性状

种子椭圆形或球形，长1.5~3.5cm，直径1.5~2.5cm。暗红色,略有光泽，有不规则皱纹。基部凹陷，有短果梗。外果皮薄，中果皮棕黄色或淡褐色，肉质，柔软，富糖性而油润。果核纺锤形，两端锐尖。气微香，味甜。

⊙ 炮制及饮片

除去杂质，洗净，晒干。用时破开或去核。

⊙ 性味功能

味甘，性温。有补中益气，养血安神，补脾和胃的功能。

⊙ 主治用法

用于脾虚食小，体倦乏力，营卫不和，便溏，心悸，失眠，盗汗，血小板减少性紫癜。用量6~15g，水煎服。

大枣药材 *Ziziphus jujuba*

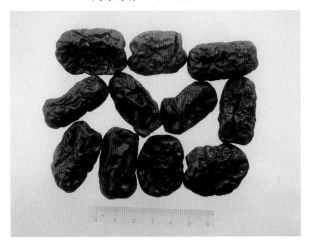

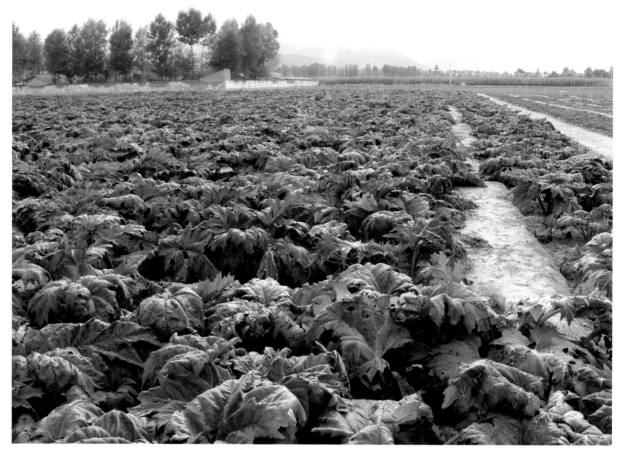

掌叶大黄种植园 *Rheum palmatum*

大黄

大黄 Dahuang

⊙ 来　源

大黄为蓼科（Polygonaceae）植物掌叶大黄、唐古特大黄和药用大黄的根茎及根。

⊙ 原植物

1. 掌叶大黄 *Rheum palmatum* L. 别名：北大黄。

多年生高大草本，高达2m。根状茎及根肥大，黄褐色。茎直立，光滑无毛，中空。基生叶有肉质粗壮的长柄，约与叶片等长；叶宽卵形或圆形，直径达40cm，掌状半裂，裂片3~5(~7)，每1裂片有时再羽状裂或有粗齿，基部稍心形，上面无毛或疏生乳头状小突，下面有柔毛；茎生叶较小，互生，有短叶柄；托叶鞘状，膜质，密生短柔毛。圆锥花序大型，顶生，花小，数朵成簇，紫红色或带红紫色；花梗纤细，中下部有关节；花被片6，2轮，内轮稍大，椭圆形，长约1.5mm；雄蕊9，花药稍外露，花柱3，柱头头状。果枝多聚拢，瘦果有3棱，棱上生翅，长约9mm，宽约7mm，先端微凹，基部稍心形，棕色。花期6~7月。果期7~8月。

2. 药用大黄 *Rheum officinale* Baill 别名：南大黄。

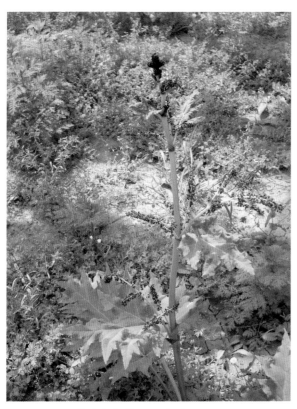

掌叶大黄 *Rheum palmatum*

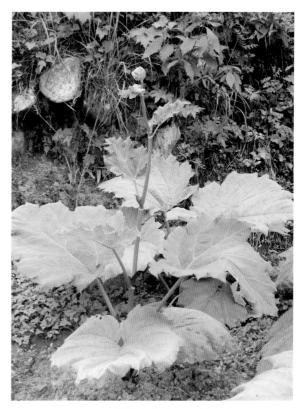

药用大黄 *Rheum officinale*

与掌叶大黄近似，但本种基生叶为5浅裂，裂片呈大齿形或宽三角形；花较大，黄白色，花蕾椭圆形，果枝开展，果翅边缘不透明。

3. 唐古特大黄 *Rheum tanguticum* Maxim. ex Balf.

与掌叶大黄近似，但本种的叶片深裂，深裂片常又做羽状分裂，最终裂片呈窄披针形至近线形。花紫红色。果枝多聚拢，直立，常紧贴茎生长。花期6~7月，果期7~8月。

唐古特大黄 *Rheum tanguticum*

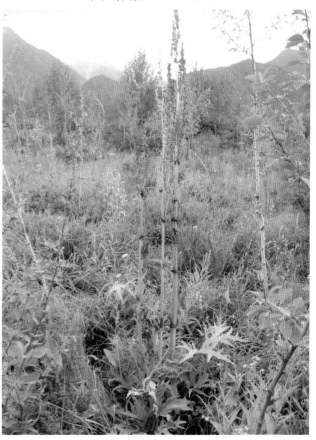

⊙ 生境分布

掌叶大黄生于高寒山地林缘或草坡上，分布于陕西、甘肃、青海、四川西部、云南西北部、西藏东部等省、自治区；药用大黄生于山地林缘或草坡上，分布于陕西南部、河南西部、湖北西部、贵州、四川、云南西北部等省；唐古特大黄生于山地林缘或草坡、特别在放牧的草场由于粪肥充足常成小片地生长，野生或栽培或半栽培，分布于甘肃、青海、西藏东北部。

⊙ 采收加工

栽培2~3年后，与野生品一样在秋末冬初茎

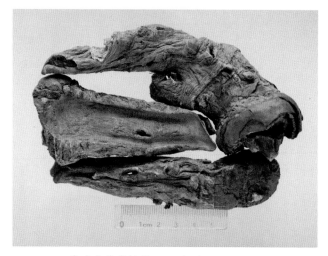

掌叶大黄药材 *Rheum palmatum*

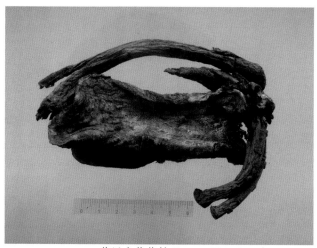

药用大黄药材 *Rheum officinale*

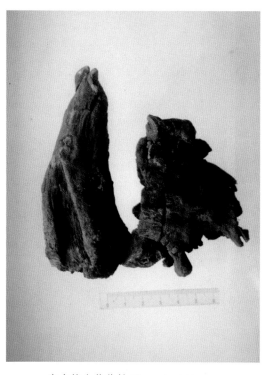

唐古特大黄药材 *Rheum tanguticum*

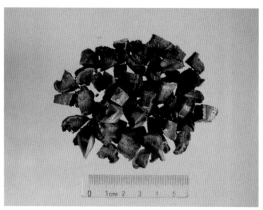

掌叶大黄饮片 *Rheum palmatum*

叶枯萎时，挖取地下部分，除去粗皮，切片晒干或烘干。

⊙ 药材性状

　　大黄呈类圆柱形、圆锥形、卵圆形或不规则块状，长3～17cm，直径3～10cm。除尽外皮者表面黄棕色至红棕色，有的可见类白色网状纹理及星点(异型维管束)散在，残留的外皮棕褐色，多具绳孔及粗皱纹。质坚实，有的中心稍松软，断面淡红棕色或黄棕色，显颗粒性；根茎髓部宽广，有星点环列或散在；根木部发达，具放射状纹理，形成层环明显，无星点。气清香，味苦而微涩，嚼之粘牙，有砂粒感。

⊙ 炮制及饮片

　　大黄：除去杂质，洗净，润透，切厚片或块，晾干。
　　酒大黄：取净大黄片，加酒拌匀，闷透，温火炒干。
　　熟大黄：取净大黄块，加酒拌匀，置锅内，炖或蒸至内外均呈黑色。
　　大黄炭：取净大黄片，炒至表面焦黑色、内部焦褐色。

⊙ 性味功能

　　味苦，性寒。有泻火通便，破积滞，行瘀血的功能；外用清火解毒，消肿。

⊙ 主治用法

　　用于实热便秘，谵语发狂，瘀血闭经，产后瘀阻，癥瘕积聚，黄疸，水肿，热淋，食积痞满腹痛，泻痢里急后重，头痛，目赤牙龈肿痛，口舌生疮，吐血，衄血；外用跌打损伤，痈肿疮毒，水火烫伤，用量3～12g。外用适量，研末外敷。生用力大，制用力缓，炒炭用于止血，不宜久煎，入汤剂宜后下。体虚弱或妇女胎前、胎后均应慎用。

混 伪 品

除以上正品外，尚有多种同属植物的根茎及根混入，其区别点见如下检索表：

1. 穗形总状花序。具卵形叶状苞片 ·· 苞叶大黄 *Rheum alexandra*

1. 圆锥状花序。

2. 叶全缘。

3. 果宽椭圆形或卵状椭圆形；叶边缘皱波状或强度皱波状。

4. 叶心状卵形，边缘皱波状；果宽卵形 ·· 华北大黄 *Rheum franzenbachii*

4. 叶三角状卵形或卵形，边缘强度皱波状；果卵状椭圆形 ··························· 波叶大黄 *Rheum undulatum*

3. 果球形或近球形；叶缘稍皱波状 ··· 河套大黄 *Rheum hotaoense*

2. 叶浅裂或深裂。

5. 叶浅裂至半裂；裂片齿状三角形或窄三角形。

6. 叶浅裂，裂片齿状三角形，花绿或黄白色 ······································ 药用大黄 *Rheum officinale*

6. 叶浅裂至半裂，小裂片窄三角形，花常紫红色 ·································· 掌叶大黄 *Rheum palmatum*

5. 叶掌状5深裂 ··· 唐古特大黄 *Rheum tanguticum*

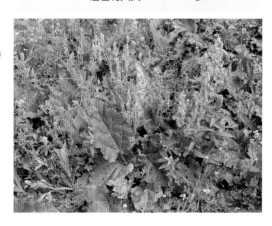

华北大黄 *Rheum franzenbachii*

苞叶大黄 *Rheum alexandra*

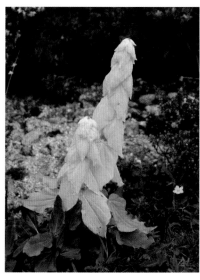

河套大黄 *Rheum hotaoense*

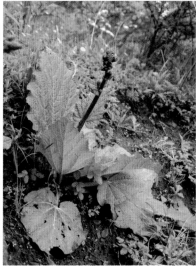

波叶大黄 *Rheum undulatum*

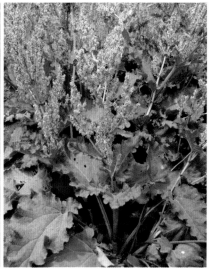

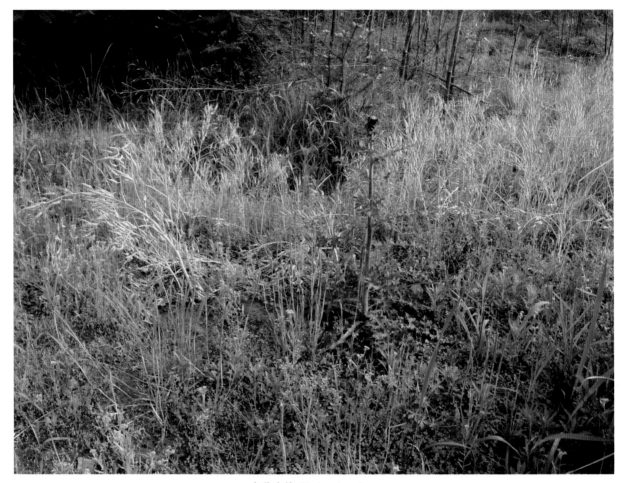

大蓟生境 *Cirsium japonicum*

大蓟

大蓟 Daji

⊙ 来　源

大蓟为菊科(Compositae)植物大蓟的地上部分。

⊙ 原植物

大蓟 *Cirsium japonicum* Fisch. ex DC. 别名：将军草，山萝卜，牛口刺。

多年生草本，高30～100cm。根长纺锤形或长圆锥形，簇生。茎直立，有细纵纹，被白色或黄褐色丝状毛。基生叶有柄，开花时不凋落，叶片倒披针形或倒卵状椭圆形，长12～30cm，宽5～8cm，羽状深裂，裂片5～6对，边缘齿状，齿端具刺，上面疏生丝状毛，下面沿脉有丝状毛；中部叶无柄，基部抱茎，羽状深裂，边缘有刺；上部叶渐小。头状花序单一或数个生于枝端集成圆锥状；总苞钟状，长1.5～2cm，宽2.5～4cm，被丝状毛；总苞片4～6层，线状披针形，外层较小，顶端有短刺，最内层的较长，无刺；花两性，全部为管状花，花冠紫色或紫红色，长1.5～2cm，5裂，裂片较下面膨大部分短；雄蕊5，花药顶端有附片，基部有尾。瘦果长椭圆形，稍扁，长约4mm；冠毛羽状，暗灰色，稍短于花冠。花期5～8月。果期6～8

月。

⊙ 生境分布

生于山坡、路边。分布于河北、山东、江苏、安徽、浙江、江西、福建、湖北、湖南、广东、广西、陕西、四川、贵州等地。

⊙ 采收加工

夏、秋季割取地上部分。

⊙ 药材性状

茎呈圆柱形，基部直径可达1.2cm；表面绿褐色或棕褐色，有数条纵棱，被丝状毛；断面灰白色，髓部疏松或中空。叶皱缩，多破碎，完整叶片展平后呈倒披针形或倒卵状椭圆形，羽状深裂，边缘具不等长的针刺；上表面灰绿色或黄棕色，下表面色较浅，两面均具灰白色丝状毛。头状花序顶生，球形或椭圆形，总苞黄褐色，羽状冠毛灰白色。气微，味淡。

⊙ 炮制及饮片

大蓟：洗净，润软，切段，干燥。
大蓟炭：取大蓟段或根片，炒至表面焦黑色。

⊙ 性味功能

味甘、苦，性凉。有凉血止血，散瘀消肿的功能。

⊙ 主治用法

用于衄血，吐血，便血，尿血，崩漏，痈肿疮疖。用量9~15g。

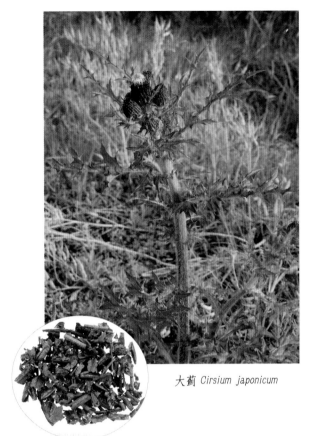

大蓟 Cirsium japonicum

大蓟炭 Cirsium japonicum

混 伪 品

2000年版《中华人民共和国药典》记载，大蓟的药用部位为大蓟的地上部分或根，在实际应用中仍以根及根茎入药为主。大蓟根呈长纺锤形，常簇生而扭曲，长5~15cm，直径0.2~0.6cm。表面暗褐色，有不规则的纵皱纹。质硬而脆，易折断，断面粗糙，灰白色。气微，味甘、微苦。

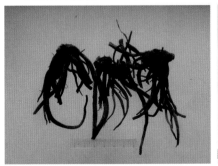
大蓟的干燥根 Cirsium japonicum

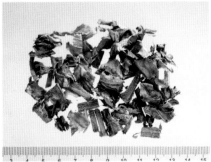
大蓟饮片 Cirsium japonicum

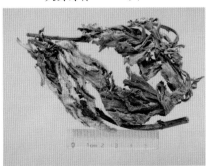
大蓟药材 Cirsium japonicum

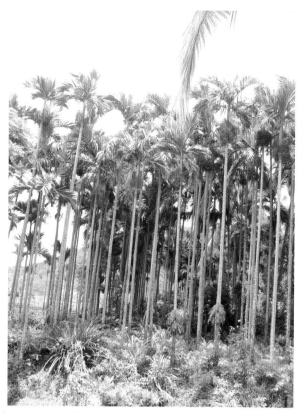

槟榔生境 *Areca catechu*

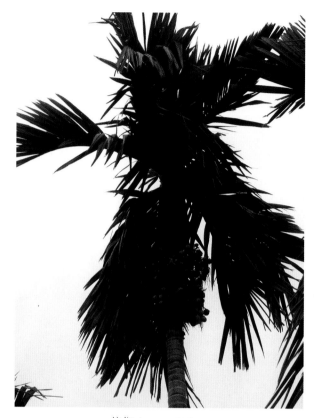

槟榔 *Areca catechu*

大腹皮

大腹皮 Dafupi

⊙ 【来源】

大腹皮为棕榈科（Palmae）植物槟榔的干燥果皮。

⊙ 【原植物】

槟榔 *Areca catechu* L. 别名：槟榔子，槟榔玉。

乔木，高10~18 m，不分枝，叶脱落后呈明显的环纹。叶在茎顶端丛生；羽状复叶，长1.3~2 m，光滑，叶轴三棱形，小叶披针形或线形，长30~60 cm，宽2.5~6 cm，先端渐尖，有不规则分裂，基部较狭，两面光滑。肉穗花序生于最下1叶的叶鞘束下，有佛焰苞状大苞片，长倒卵形，长达40cm，光滑，花序多分枝；花单性，雌雄同株；雄花小，多数，无柄，紧贴分枝上部，通常单生；花被6，三角状阔卵形；雄蕊6，花丝短，花药基着，箭形；退化雌蕊3，丝状；雌花较大而少，无柄，着生于分枝下部；花被6，排列成2轮，三角状阔卵形，长12~15 mm，退化雄蕊6，花柱3，短小。坚果卵圆形或长圆形，长5~6 cm，基部有宿存花被，熟时橙黄色。每年开花2次，花期3~8月，冬花不结果。果期12月至翌年2月。

⊙ 【生境分布】

栽培于阳光充足、湿度大的林间或村旁。分布于福建、台湾、广东、海南、广西、云南等省、自治区。

⊙ 【采收加工】

冬季至次春采收末成熟的果实，煮后干燥，纵剖两瓣，剥取果皮，习称"大腹皮"；春末至秋初采收成熟果实，剥取果皮，打松、晒干。习称"大腹毛"。

⊙ 【药材性状】

大腹皮：略呈椭圆形或卵形瓢状，长4.7cm，宽2～3.5cm，厚0.2～0.5cm；外果皮深棕色至近黑色，具不规则的纵皱纹及隆起的横纹，顶端有花柱残痕，茎部有果梗及残存萼片；内果皮凹陷，褐色或深棕色，光滑硬壳状。体轻，质硬，纵向撕裂后可见中果皮纤维。气微，味微涩。

大腹毛：略呈椭圆形或瓢状。外果皮多已脱落或残存。中果皮棕毛状，黄白色或淡棕色，疏松质柔。内果皮硬壳状，黄棕色至棕色，内表面光滑，有时纵向破裂。无臭，味淡。

⊙ 【炮制及饮片】

大腹皮：除去杂质，洗净，切段，干燥。

大腹毛：除去杂质，洗净，干燥。

⊙ 【性味功能】

味辛，性微温。有下气宽中，行水消肿的功能。

⊙ 【主治用法】

用于脘腹胀闷，大便不爽，水肿胀满，脚气浮肿，小便不利。用量4.5～9g。水煎服。

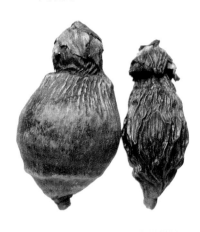

大腹皮 *Areca catechu*

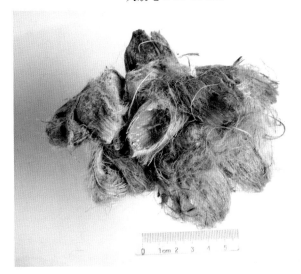

大腹毛 *Areca catechu*

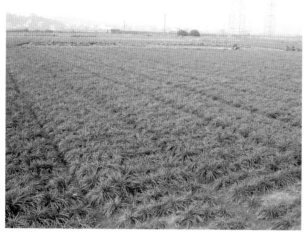

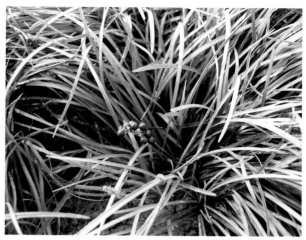

短葶山麦冬种植园 *Liriope muscari*　　　　　　短葶山麦冬果株 *Liriope muscari*

山麦冬

山麦冬 Shanmaidong

⊙ 来　源

山麦冬为百合科(Liliaceae)植物湖北麦冬或短葶山麦冬的干燥块根。

⊙ 原植物

1. 湖北麦冬 *Liriope spicata* (Thunb.) Lour. var. *prolifera* Y.T.Ma 别名：山麦冬，麦冬，麦门冬，土麦冬。

多年生草本。根稍粗，近末端常膨大成矩圆形、椭圆形或纺锤形的肉质块根。根状茎短，木质，具地下走茎。叶长20～65cm，宽3～6mm。花葶通常长于或等长于叶，长18～70cm；总状花序长6～15cm，具多数花，常2～4朵簇生于苞片腋内；苞片小，干膜质；花梗长4mm，关节位于中部以上或近顶端；花被片矩圆形、矩圆状披针形，长3.5～5mm，淡紫色；花丝长约2mm，花药狭矩圆形，长约2mm；子房近球形，花柱长约2mm，柱头不明显。

2. 短葶山麦冬 *Liriope muscari* (Decne.) Baily 别名：阔叶山麦冬。

湖北麦冬 *Liriope spicata* var. *prolifera*　　　　　山麦冬药材（湖北麦冬 *Liriope spicata* var. *prolifera*）

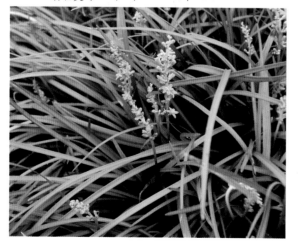

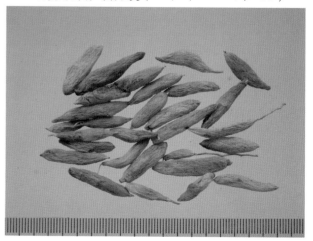

多年生草本。根多分支，常局部膨大成纺锤形或矩圆形块根，块根长至3.5cm，直径7～8mm。叶丛生，革质，长20～65cm。总状花序长25～40cm，具多数花，3～8朵簇生；花被片矩圆形，紫色；花丝长约1.5mm，花药长1.5～2mm；花柱长约2mm，柱头3裂。

◎ 生境分布

湖北麦冬生于山地林下或潮湿处，除东北、内蒙古、新疆、青海、西藏之外，全国各地有广泛分布和栽培；短葶山麦冬生于海拔100～1400m山地林下，分布于华东、华中、华南、华西地区。

◎ 采收加工

野生山麦冬于清明节后采挖，除去地上部分，洗净晒干，搓去须根；栽培山麦冬多在小满至夏至采挖3年生植株，挖出全株，带根切下，洗净，在块根两端保留约1cm的根，晴天晒，雨天烘，干后搓去须根，筛去杂质。

◎ 药材性状

1. 湖北麦冬 呈纺锤形，两端略尖，长1.2～3cm，直径0.4～0.7cm。表面淡黄色至棕黄色，具不规则纵皱纹。质柔韧，干后质硬脆，易折断，断面淡黄色至棕黄色，角质样，中柱细小。气微，味甜，嚼之发黏。

2. 短葶山麦冬 稍扁，长2～5cm，直径0.3～0.8cm，具粗纵纹。味甘、微苦。本种的块根通常较其他的麦冬为大，呈圆柱形，略弯曲，两端钝圆，有中柱露出，长2～3cm，直径0.5～1.5cm，表面土黄色至暗黄色，不透明，有多数宽大纵槽纹及皱纹。未干透时质柔韧，干后坚硬，质脆易折断，折断面平坦，黄白色，角质样，中央有细小淡黄色中柱。

◎ 炮制及饮片

除去杂质，洗净，干燥。

◎ 性味功能

味淡，微苦，性微寒。有滋阴生津、润肺止咳、清心除烦的功能。

◎ 主治用法

用于热病伤津，肺燥干咳，津少口渴，心烦，咽干，肺结核咯血，便秘等。用量6～12g。

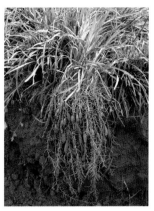
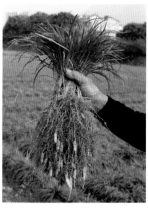

湖北麦冬全株
Liriope spicata var. prolifera

短葶山麦冬全株
Liriope muscari

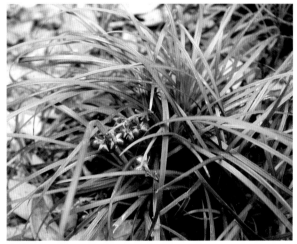

麦冬 *Ophiopogon japonicus*

混 伪 品

本品与药材"麦冬"极为相似。药材"麦冬"来源于百合科植物麦冬*Ophiopogon japonicus*的干燥块根（见"麦冬"项）。

3种植物间的区别见如下检索表：

1. 常2朵花簇生于苞片腋内，花丝几无⋯⋯⋯⋯麦冬 *Ophiopogon japonicus*

1. 常2至多朵花簇生于苞片腋内，花丝长约2mm

2. 具地下走茎⋯⋯⋯⋯湖北麦冬 *Liriope spicata var. prolifera*

2. 无地下走茎⋯⋯⋯⋯短葶山麦冬 *Liriope muscari*

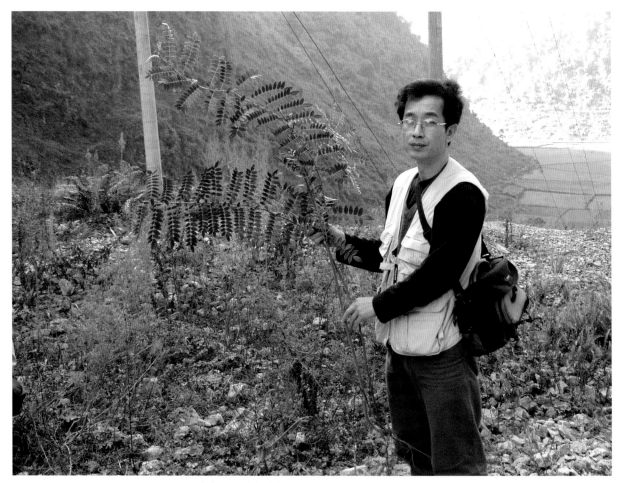

林余霖主编考察越南槐 *Sophora tonkinensis*

山豆根

山豆根 Shandougen

⊙ 来　源

山豆根为豆科(Leguminosae)植物越南槐的根及根茎。

⊙ 原植物

越南槐 *Sophora tonkinensis* Gagnep 别名：山豆根，广豆根。

小灌木，直立或平卧，高1~2m。根圆柱状，少分枝，根皮黄褐色。茎分枝少，密被短柔毛。奇数羽状复叶，小叶片11~19，椭圆形或长圆状卵形，长1~2.5cm，宽0.5~1.5cm，顶端小叶较大，先端急尖或短尖，基部圆形，上面疏被短柔毛，下面密被灰棕色短柔毛。总状花序顶生，长12~15cm，密被短毛；小花梗长约1cm，被细毛；花萼阔钟状，外被疏毛，先端5齿；花冠黄白色，旗瓣卵圆形，先端凹缺，基部具短爪，翼瓣较旗瓣长，基部耳三角状；雄蕊10，离生，基部稍宽扁；子房具柄，圆柱形，密被长柔毛，花柱弯曲，柱头圆形，其上簇生长柔毛。荚果长2~5cm，密被长柔毛，于种子间缢缩成念珠状。种子3~5。花期5~6月，果期7~8月。

⊙ 生境分布

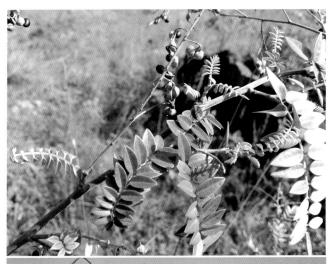

越南槐果枝 *Sophora tonkinensis*

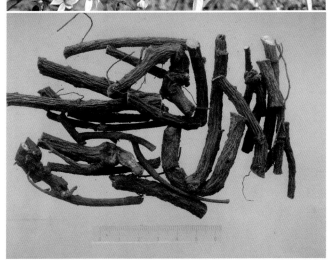

山豆根 *Sophora tonkinensis*

生于石灰岩山地或岩石缝中。分布于江西、广东、广西、贵州、云南等省区。

⊙ 采收加工

秋季挖根，除去地上茎叶，洗净泥土，晒干。

⊙ 药材性状

根茎呈不规则块状，横向延长，具结节，顶端常残留茎基或茎痕，其下着生根数条。根呈长圆柱形，有时分枝，略弯曲，长短不等，直径 0.3~1.5cm。表面棕色至黑棕色，有纵皱纹及横长皮孔。质坚硬，难折断，断面略平坦，浅棕色。微有豆腥气，味极苦。以条粗、质坚、味苦者为佳。

⊙ 炮制及饮片

除去残茎及杂质，浸泡，洗净，润透，切厚片，晒干。

⊙ 性味功能

味苦，性寒。有清火解毒、消肿止痛的功能。

⊙ 主治用法

用于咽喉牙龈肿痛、肺热咳嗽，烦渴及黄疸、热结便秘等症。外治诸热肿，毒蛇咬伤。用量3~10g；外用适量，含漱或捣敷。

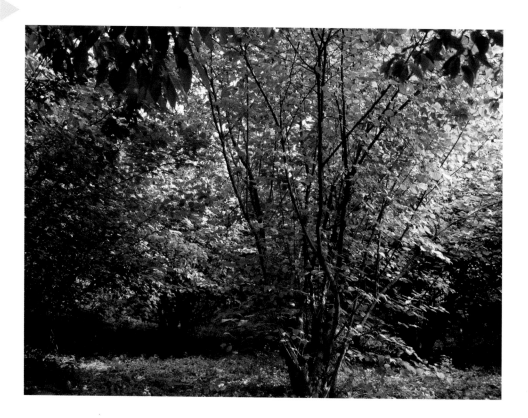

山茱萸植株 *Cornus officinalis*

山茱萸

山茱萸 *Shanzhuyu*

⊙ 来　源

山茱萸为山茱萸科（Cornaceae）植物山茱萸的干燥成熟果肉。

⊙ 原植物

山茱萸 *Cornus officinalis* Sieb. et Zucc. 别名：山萸肉，药枣。

落叶灌木或乔木，高4～10 m。树皮淡褐色，片状剥落；小枝圆柱形或带四棱，粉绿色，干后紫褐色。叶对生，叶柄长5～15 mm，幼时有黄褐色毛，叶片卵形至长椭圆形，长5～12 cm，宽2～7 cm，先端渐尖，基部宽楔形或近圆形，全缘，上面亮绿色，幼时疏生平贴毛，下面淡绿色，被白色丁字形毛，脉腋具黄褐色毛丛。花先叶开放，20～30朵簇生于小枝顶端，呈伞形花序状；总苞片4，黄绿色，背面密被棕色细柔毛，于花后脱落；花两性；萼片4，卵形；花瓣4，黄色，卵状披针形；雄蕊4，与花瓣互生；花盘球状，肉质；子房下位，通常1室，内有倒生胚珠1，花柱圆柱形，柱头头状。核果长椭圆形，长1.2～2 cm，熟时深红色，有光泽，外果皮革质，中果皮肉质，内果皮骨质，核内具种子1；果皮干后皱缩呈网状。花期3～4月，果期9～10月。

⊙ 生境分布

生于向阳山坡、溪旁杂木林中。有栽培。分布于山西、陕西、甘肃、河南、山东、安徽、浙江、湖北、湖南、四川等省。

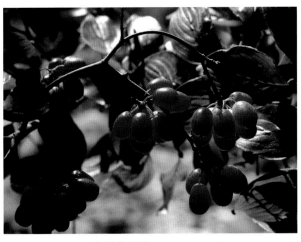

山茱萸果枝 *Cornus officinalis*

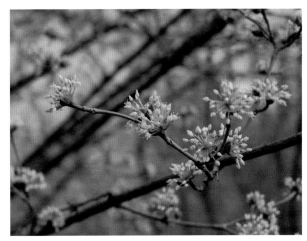

山茱萸花枝 *Cornus officinalis*

⊙ 采收加工

秋末果皮变红时采收果实，用文火烘或置沸水中稍烫后，除去果核，晒干。

⊙ 药材性状

果肉多破裂，皱缩而压扁。呈不规则片状或囊状，长 1～1.7 cm，厚约 1mm。表面紫红色或紫黑色，有光泽。顶端具圆形宿萼痕，基部有果柄或果柄痕，质软韧。气微，味酸带苦涩。

⊙ 炮制及饮片

山萸肉 除去杂质和残留果核。

酒萸肉 取净山萸肉，加黄酒适量拌匀，炖或蒸至酒吸尽。

⊙ 性味功能

味酸、涩，性微温。有涩精敛汗，补肝肾的功能。

⊙ 主治用法

用于眩晕耳鸣，腰膝酸痛，阳萎遗精，遗尿尿频，崩漏带下，大汗虚脱，内热消渴。用量 6～12g。

山萸肉 *Cornus officinalis*

酒萸肉 *Cornus officinalis*

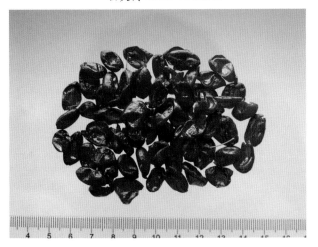

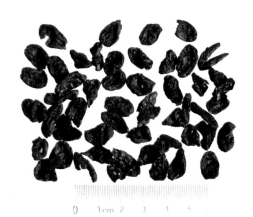

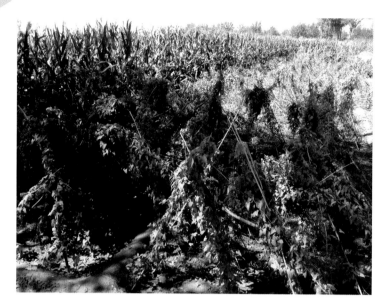

薯蓣种植园 *Dioscorea oppositae*

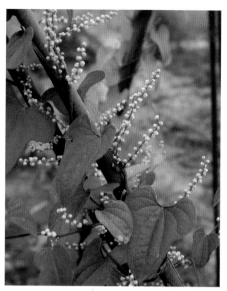

薯蓣 *Dioscorea opposita*

山 药

山药 Shanyao

⊙ 来 源

山药为薯蓣科（Dioscoreaceae）植物薯蓣的块状茎。

⊙ 原植物

薯蓣 *Dioscorea oppositae* Thunb. 别名：怀山药，毛山药，光山药。

多年生缠绕草本植物。根茎圆柱状或棒状，肥大，肉质，具粘液。茎粗壮，常带紫色。叶具长柄，对生或轮生，叶片卵状三角形或长圆形，先端渐尖，基部心形，具7～9脉，叶柄带紫色；叶腋内生有珠芽。花序穗状，生于叶腋；雄花序直立，数枚簇生；雄花乳白色，具香气，花被片6，雄蕊6；雌花序下垂，长8～12cm；雌花子房下位。蒴果，倒卵状圆形，具3翅。种子周围具薄翅。花期7～8月，果期8～10月。

⊙ 生境分布

生于林下、溪旁、灌木丛、杂草中。全国均有野生或栽培。

⊙ 采收加工

冬季茎叶枯萎后采挖，切去根头，洗净，除去外皮及须根，用硫黄熏后，干燥。

⊙ 药材性状

山药略呈圆柱形，弯曲而稍扁，长15～30cm，直径1.5～6cm。表面黄白色或淡黄色，有纵沟、纵皱纹及须根痕，偶有浅棕色外皮残留。体重，质坚实，不易折断，断面白色，粉性。无臭，味淡、微酸，嚼之发黏。光山药呈圆柱形，两端平齐，长9～18cm，直径1.5～3cm。表面光滑，白色或黄白色。

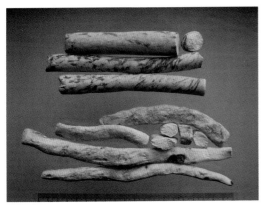

山药药材(上为光山药,下为毛山药) *Dioscorea oppositae*

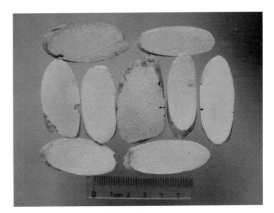

山药饮片 *Dioscorea oppositae*

⊙ 炮制及饮片

山药：除去杂质，分开大小个，泡润至透，切厚片，干燥。

麸炒山药：取麸皮，撒在热锅中，加热至冒烟时加入山药片，迅速翻动，炒至山药表面黄色或色变浑时，取出筛出麸皮，放凉。

⊙ 性味功能

味甘，性温。有补脾养胃，生津益肺，补肾涩精的功能。

⊙ 主治用法

用于脾虚久泻，慢性肠炎，肺虚喘咳，慢性肾炎，糖尿病，遗精，遗尿，白带。用量9～18g。入补药宜生用，入健脾药宜炒黄用。

 混 伪 品

许多文献记载，除植物薯蓣外，植物褐苞薯蓣、山薯、参薯的干燥块状茎同等入药，它们与薯蓣的区别点见如下检索表：

1. 茎无翅.

2. 叶缘常3浅裂至3深裂，叶卵状三角形、宽卵形或戟形 ·······················薯蓣*Dioscorea opposita*

2. 叶缘无明显3裂.

3. 叶上面网脉常不明显；茎常无棱；茎、叶和叶柄不带紫红色 ·······················山薯*Dioscorea fordii*

3. 叶两面网脉明显；茎有4-8纵棱；茎、叶和叶柄常带紫红或红褐色 ·······················褐苞薯蓣*Dioscorea persimilis*

1. 茎常有4条窄翅 ·······················参薯*Dioscorea alata*

褐苞薯蓣 *Dioscorea persimilis* 　　山薯 *Dioscorea fordii* 　　参薯 *Dioscorea alata*

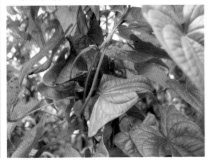 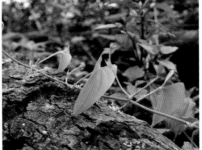 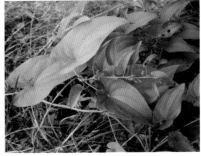

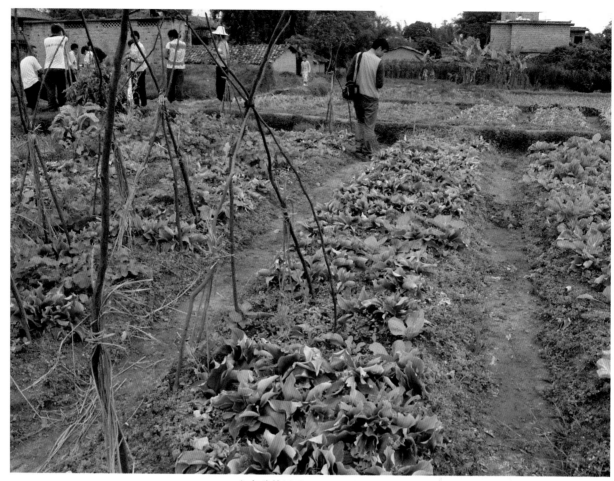

山奈种植园 *Kaempferia galanga*

山奈

山奈 Shannai

⊙ 来　源

山奈为姜科（Zingiberaceae）植物山奈的根茎。

⊙ 原植物

山奈　*Kaempferia galanga* L. 别名：三奈，沙姜。

多年生草本。根茎块状，单个或数个相连，绿白色，芳香。叶2～4，贴地生长，近无柄；叶片近圆形或宽卵形，长7～20cm，宽4～12cm，先端急尖或近钝形，基部宽楔形或圆形，上面绿色，有时叶缘及先端紫色，幼叶被短柔毛，后变无毛或于下面被疏长柔毛，干叶在上面可见红色小点；叶基具苞状退化叶，膜质，长圆形，长1～5cm。穗状花序自叶鞘中抽出，具5～12花，晨开午谢；小苞片披针形，长约2.5cm，绿色；萼管长2.5cm；花冠管细长，长2.5～3cm，花冠裂片窄披针形，白色，长1.2～1.5cm；侧生的退化雄蕊花瓣状，倒卵状楔形，白色，长约1.2cm，唇瓣长约2.5cm，宽约2cm，2裂至中部以下，2裂瓣顶端微凹，白色，喉部紫红色；能育雄蕊1，无花丝，药隔附属体正方形，2裂；子房下位，3室，花柱细长，基部具2细长棒状物，柱头盘状，具缘毛。蒴果。花期8～9月。

• 52 •

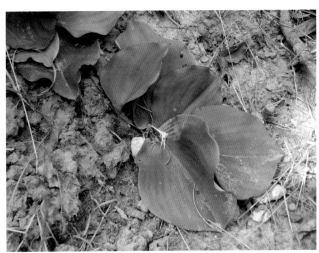

山柰 *Kaempferia galanga*

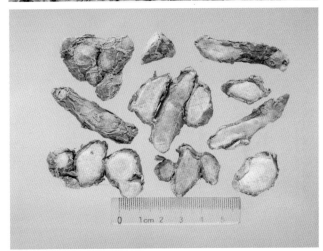

山柰药材 *Kaempferia galanga*

◉ **生境分布**

生于山坡、林下或草丛中。多有栽培。分布于江西、福建、台湾、广东、海南、广西、贵州、四川、云南等省、自治区。

◉ **采收加工**

于12月至次年3月间，地上茎叶枯萎时，挖取根茎，洗净泥土，除去须根，横切成片，用硫磺熏1天后，放在竹席上晒干（切不可用火烘）。

◉ **药材性状**

根茎横切片呈圆形或近圆形，直径1~2cm，通常厚3~5mm，也有2~3个相连，少数为纵切片或斜切片。外皮浅褐色或黄褐色，皱缩，有时可见根痕及残存须根；切面类白色，富粉性，有时可见内皮层环纹，中柱常略凸起，习称"缩皮凸肉"。质坚脆，易折断。气芳香，味辛辣。以色白、粉性足、气味浓者为佳。

◉ **性味功能**

味辛，性温。有温中化湿、行气止痛的功能。

◉ **主治用法**

用于心腹冷痛，胃寒疼痛，急性胃肠炎，消化不良，牙痛，风湿关节痛，跌打损伤。内服用量3~9g；外用粉末适量塞龋孔中或擦牙。此外，本品亦常用作调味品。

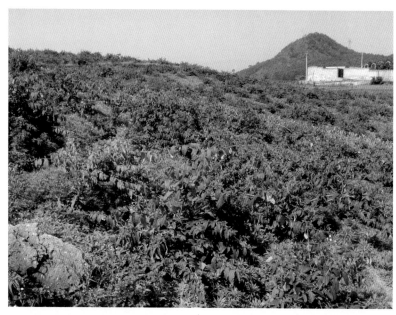

灰毡毛忍冬种植园 *Lonicera macranthoides*

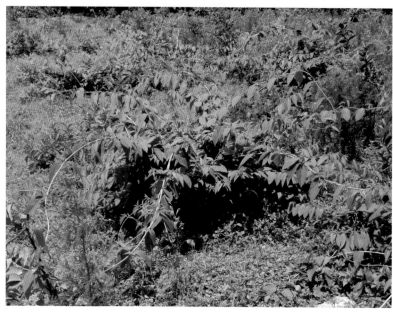

红腺忍冬种植园 *Lonicera hypoglauca*

山银花

山银花 Shanyinhua

⊙【来源】

金银花为忍冬科(Caprifoliaceae)植物红腺忍冬、山银花或灰毡毛忍冬的干燥花蕾或带初开的花。

⊙【原植物】

1. 红腺忍冬 *Lonicera hypoglauca* Miq.别名：菰腺忍冬。

木质藤本；幼枝被淡黄褐色短柔毛。叶对生，叶片坚纸质至薄革质，卵形至卵状长圆形，长3～10cm，宽1.5～5cm，先端短渐尖，基部钝或圆形至近心形，全缘而反卷，叶面绿色，除中脉被糙毛外余部无毛，背面粉绿色，密被柔毛，并杂有具极短柄或无柄的桔黄色或桔红色腺体，侧脉每边5～7条，与中脉在叶面

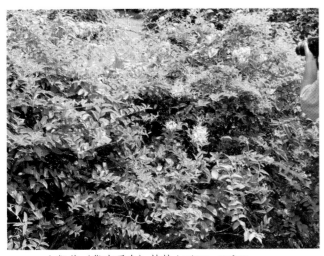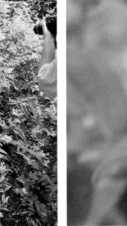

山银花（华南忍冬）植株 Lonicera confusa　　　　　　红腺忍冬 Lonicera hypoglauca

凹陷，在背面突起；叶柄长0.5~1.2cm，毛被同幼枝。双花的总花梗单生或有时多对集生，短于叶柄或有时较长，被淡黄褐色短柔毛；苞片钻状披针形，长3.5~4mm，被短柔毛，小苞片圆状卵形，长1mm，有缘毛；相邻2萼筒分离，长约2mm，无毛，萼齿长三角形，有缘毛；花冠先白色，有时带淡红晕，后转黄色，略有香气，细管状，长3~4.5cm，外面有稀疏柔毛和腺毛，二唇形，唇瓣短于冠筒；雄蕊5，花丝无毛，与花柱均外露；花柱无毛，柱头头状。果近球形，直径7~8mm，熟时黑色，有时具白粉；种子椭圆形，长约4mm，中部有凹槽及脊状突起。花期4~5月，果熟期9~10月。

2. 山银花 Lonicera confusa (Sweet) DC. 别名：土银花、土忍冬。

藤本，被柔毛。叶卵形或卵状长圆形，长3~6(~7)cm，宽2cm，先端钝，幼时两面被短糙毛，老时上面变秃净。花近无梗，两面成对，约6~8朵合成头状花序或短聚伞花序，生于叶腋或顶生的花序柄上；苞片极小，长1~2mm，披针形，非叶状；萼齿三角状披针形，连同萼筒外面密被短糙毛；花冠长3.2~5cm，先白色后转黄色，外被稍开展的倒生短糙毛及长、短两种腺毛。花期4~5月，有时秋季也开花，果熟期10月。

3. 灰毡毛忍冬 Lonicera macranthoides Hand.Mazz.

藤本，幼枝或其顶梢及总花梗均被薄绒状短糙伏毛，有时兼有微腺毛。叶革质，卵状披针形，长6~14cm，下面被极短糙毛，并散生暗桔黄色微腺毛，网脉明显隆起。萼筒常有蓝白色粉，无毛，有时上半部或全部有毛；花冠长3.5~4.5(~6)cm，连同萼齿背面均密被倒生短糙伏毛和少数橘黄色腺毛，下唇长约与花冠筒近相等。花期4~6月。

灰毡毛忍冬 Lonicera macranthoides　　　　　　山银花（华南忍冬 Lonicera confusa）

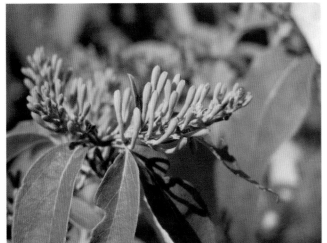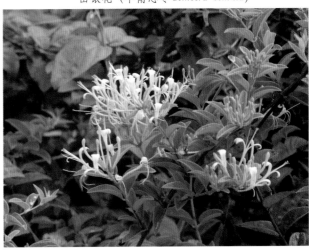

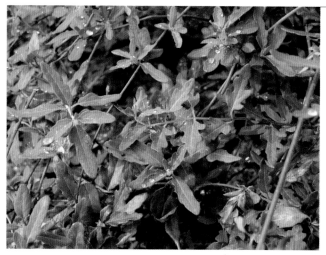

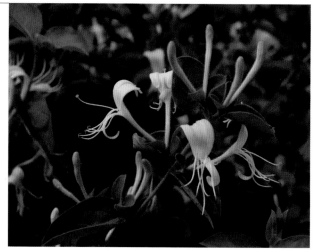

毛花柱忍冬（水忍冬 Lonicera dasystyla）　　　　　　忍冬 Lonicera japonica

⊙ 【生境分布】

　　红腺忍冬生于灌丛或疏林中，海拔 1000~1800 米，分布于浙江、安徽、江西、福建、台湾、湖南、湖北、广东、广西、贵州、四川等省区；山银花生于丘陵地的山坡杂木林或灌丛中，平原旷野，路旁或河边，野生或栽培，分布于广东、广西等省区；灰毡毛忍冬生于山谷溪旁，山坡或山顶混交林、灌丛中，分布于安徽、浙江、福建、江西、湖南、广东、广西、云南、贵州、四川、湖北等地。

⊙ 【采收加工】

　　夏初花开放前采收，干燥；或用硫黄熏后干燥。

⊙ 【药材性状】

　　1. 红腺忍冬：长 2.5~4.5cm，直径 0.8~2mm。表面黄白至黄棕色，无毛或疏被毛。萼筒无毛，先端 5 裂，裂片长三角形，被毛。开放者花冠下唇反转，花柱无毛。

　　2. 山银花：长 1.6~3.5cm，直径 0.5~2mm。萼筒和花冠密被灰白色毛，子房有毛。

　　3. 灰毡毛忍冬：长 3~4.5cm，上部直径约 2mm，下部直径约 1mm。表面绿棕色至黄白色。开放者花冠唇瓣约为全长的 1/2。

山银花药材（灰毡毛忍冬 Lonicera macranthoides）　　　　山银花药材（红腺忍冬 Lonicera hypoglauca）

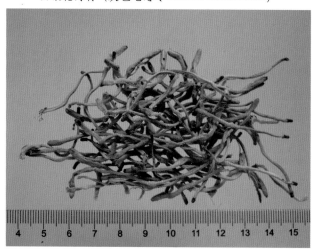

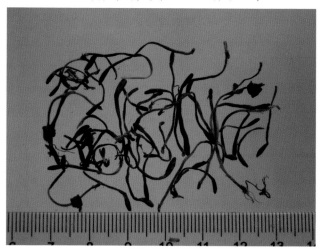

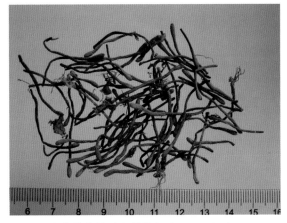

⊙ 【性味功能】

味甘，性寒。有清热解毒，凉散风热，抗癌的功能。

⊙ 【主治用法】

用于温病发热，风热感冒，热毒血痢，痈肿疔疮，喉痹，丹毒，扁桃体炎，急性乳腺炎，急性结膜炎，钩端螺旋体病，子宫颈糜烂，肺脓疡，大叶性肺炎，外伤感染等症。用量6～15g。

山银花药材（山银花 Lonicera confusa）

 混 伪 品

1. 《中华人民共和国药典》2005年版将金银花与山银花药材分别记载，删除毛花柱忍冬（水忍冬）Lonicera dasystyla Rehd.，增加灰毡毛忍冬Lonicera macranthoides Hand.Mazz。

2. 同科植物黄褐毛忍冬Lonicera fulvotomentosa Hsu et S.C.Cheng在贵州大面积种植并使用。

以上多种忍冬植物的检索表：

1.叶或至少幼叶下面被毡毛，毛之间无空隙，萼筒无毛……………………………………灰毡毛忍冬Lonicera macranthoides

1.叶下面无毛或被糙毛、短柔毛或短糙毛，不密集成毡毛，毛之间有空隙。

2.萼筒密被糙毛……………………………………………………………………山银花(华南忍冬)Lonicera confusa

2.萼筒无毛

3.苞片大，叶状，卵形，长达3厘米；总花梗明显；幼枝密被开展直糙毛…………………忍冬Lonicera japonica

3.苞片小，非叶状；如为叶状，则总花梗极短或几缺

4.苞片极小，三角形，长1～2毫米，远比萼筒为短；茎下方的叶有时不规则羽状3～5裂…………………………
……………………………………………………………………………………毛花柱忍冬(水忍冬)Lonicera dasystyla

4.苞片略短于萼筒或过之；叶不裂

5.叶下面具无柄或有极短柄的桔黄或桔红色蘑菇状腺；幼枝密被灰黄或灰白色柔毛…………………………………
……………………………………………………………………………………………………菰腺忍冬Lonicera hypoglauca

5.叶下面无腺或具有柄的腺毛而非蘑菇状腺；幼枝和叶下面密被开展黄褐色毡毛状弯糙毛………………………
……………………………………………………………………………………………黄褐毛忍冬Lonicera fulvotomentosa

黄褐毛忍冬种植园 Lonicera fulvotomentosa

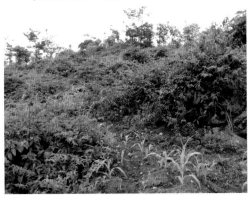

黄褐毛忍冬 Lonicera fulvotomentosa

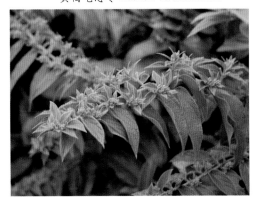

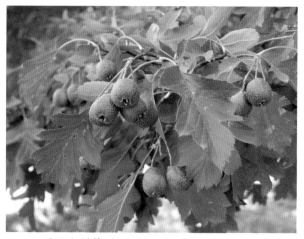

山里红果枝 *Crataegus pinnatifida var. major*

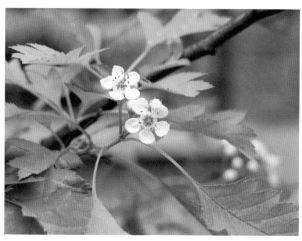

山里红花枝 *rataegus pinnatifida var. major*

山楂

山楂 Shanzha

⊙ 来源

山楂为蔷薇科（Rosaceae）植物山里红、山楂的干燥成熟果实。

⊙ 原植物

1. 山里红 *Crataegus pinnatifida* Bge. var. *major* N. E. Br. 别名：红果，大山楂，北山楂。

落叶小乔木，高达6m。树皮暗棕色。分枝多，无刺或疏生短刺，刺长1～2cm。叶互生，叶柄长2～6cm；托叶镰形，边缘有齿；叶宽卵形或三角状卵形，长6～12cm，宽5～8cm，先端短渐尖，基部宽楔形，稍偏斜，两边有2～4对羽状裂片，仅下面1对裂片较深，边缘有不规则重锯齿，叶脉下面有短柔毛。伞房花序生于枝端或上部叶腋，有柔毛。花10～12朵，白色或稍带红晕，直径约1.5cm；苞片线状披针形；萼筒钟状，萼齿5。花瓣5，倒卵形或近圆形；雄蕊约20枚，不等长，花药粉红色；子房下位，5室，花柱5。梨果近球形，直径达2.5cm，深红色，有黄白色斑点。花期5～6月。果期8～10月。

2. 山楂 *Crataegus pinnatifida* Bge. 别名：山里红，北山楂。

本种植物与山里红区别：叶片较小，有3～5羽状深裂，裂片卵状披针形。果实较小，直径1～1.5cm。

山楂果枝 *Crataegus pinnatifida*

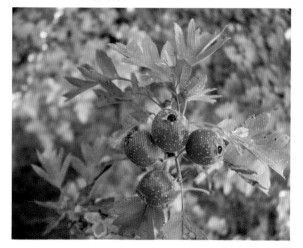

山楂花枝 *Crataegus pinnatifida*

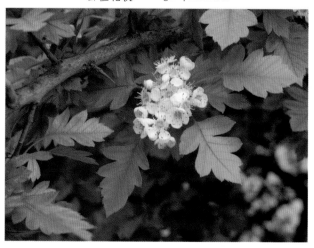

⊙ 生境分布

山里红生于山坡砂地、河边杂木林，分布于东北及河北、河南、山东、山西、内蒙古、江苏、陕西等；山楂生于山坡林缘或灌木丛中，分布于东北、华北及陕西、河南、山东、江苏等省区。

⊙ 采收加工

秋季果实成熟时采摘，切片，晒干或纵切两瓣晒干。

⊙ 药材性状

1. 山里红：果实近球形，直径1～2.5cm；表面鲜红色至紫红色，有光泽，满布灰白色细斑点，顶端有宿存花萼，基部有果柄残痕。商品切片厚2～8mm，多卷曲或皱缩不平；果肉厚，深黄色或浅棕色，切面有浅黄色种子5～6或已脱落。质坚硬。气微清香，味酸甜。

2. 山楂：与山里红果实近似，但较小，直径1～1.5cm。表面深红色，有小斑点。

⊙ 炮制及饮片

炒山楂　取净山楂放锅中，文火炒至外面呈浅黄色，取出晾干。

焦山楂　取净山楂置锅中，武火炒至外面焦褐色，取出晾干。

⊙ 性味功能

味酸、甘，性微温。有消食化滞，行气散瘀的功能。

⊙ 主治用法

用于肉食积滞，胃脘胀满，泻痢腹痛，瘀血经闭，产后瘀阻，心腹刺痛，疝气疼痛，小儿乳积，高血脂症。用量6～12g。

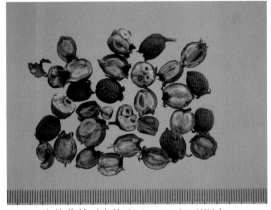

山楂药材（山楂 Crataegus pinnatifida）

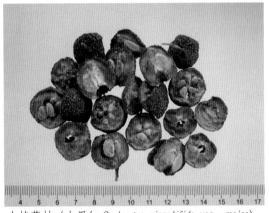

山楂药材（山里红 Crataegus pinnatifida var. major）

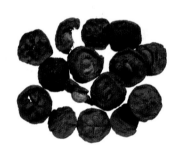

焦山楂（山里红 Crataegus pinnatifida var. major）

焦山楂（山楂 Crataegus pinnatifida）

炒山楂（山楂 Crataegus pinnatifida）

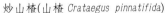

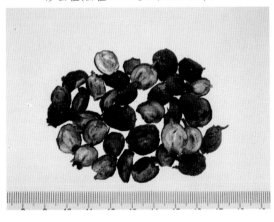

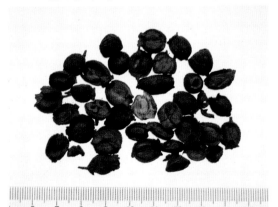

混伪品

　　除植物山楂、山里红外，野山楂的干燥成熟果实仍广泛使用，甘肃山楂、湖北山楂的果实在华中地区使用，它们之间的区别点见如下检索表：

　　1.叶不裂或浅裂，侧脉伸至裂片先端，裂片分裂处无侧脉。

　　2.叶缘锯齿圆钝，中部以上有2-4对浅裂，基部宽截形；花梗及花序梗无毛……………………………………湖北山楂 *Crataegus hupehensis*

　　2.叶缘锯齿尖锐，常有3-5对浅裂片，稀仅先端3浅裂。

　　3.花梗及花序梗被柔毛或绒毛.………野山楂 *Crataegus cunmata*

　　3.花梗及花序梗均无毛。…………………………………甘肃山楂 *Crataegus kansuensis*

　　1.叶羽状深裂，侧脉有的伸至裂片先端，有的伸至裂片分裂处。

　　4.果径1~1.5cm，深红色；叶较小，分裂深………………………………………………山楂 *Crataegus pinnatifida*

　　4.果径达2.5cm，深亮红色；叶较大，分裂较浅…………山里红 *Crataegus pinnatifida* var. major

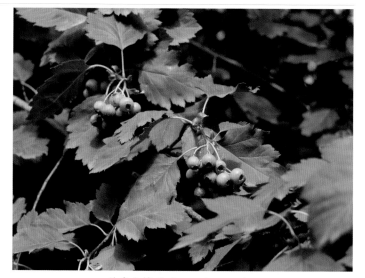

甘肃山楂 *Crataegus kansuensis*

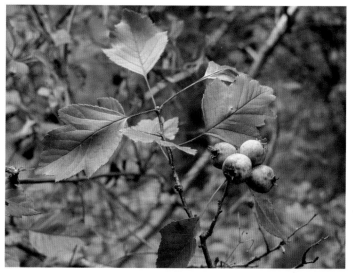

湖北山楂 *Crataegus hupehensis*

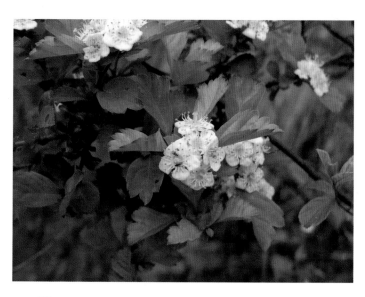

野山楂 *Crataegus cunmata*

山慈菇

山慈菇 Shancigu

⊙ 来　源

　　山慈菇为兰科（Orchidaceae）植物杜鹃兰，独蒜兰及云南独蒜兰的干燥假鳞茎。前者习称"毛慈菇"，后二者习称"冰球子"。

⊙ 原植物

　　1. 杜鹃兰 *Cremastra appendiculata* (D. Don) Makino 别名：三道箍，朝天一柱香。

　　多年生草本，高约40cm。假球茎卵球形，肉质。顶端生1～2片叶，叶披针状长椭圆形，长20～30cm，宽3～5cm，先端略尖，基部楔形，全缘。花茎直立，疏生3叶鞘，抱茎。总状花序疏生10～20朵花，花偏向一侧，紫红色；苞片薄膜质；花被片瓣状，顶端略开展，花下垂，绿色至红紫色；萼片及花瓣线状倒披针形，先端锐尖，唇瓣肥厚，基部稍膨大，先端3裂；合蕊柱纤细，略短于萼片。蒴果长2～2.5cm，下垂。花期6～8月。

　　2. 云南独蒜兰 *Pleione yunnanensis* Rolfe 别名：滇独蒜兰，止血果。

　　草本。假鳞茎瓶状，顶有杯状齿环。叶顶生1片，披针形。花顶生1朵，花先于叶出现。苞片狭倒卵形，短于子房，花淡紫色，萼片等大，矩圆状倒卵形，花瓣与萼片相似，唇瓣扩大，3裂，边缘具锯齿状撕裂，内面具2～5条近全缘的褶片。

　　3. 独蒜兰 *Pleione bulbocodioides* Rolfe 别名：金扣子，一粒珠。

　　与云南独蒜兰相似，但本种花与叶同时出现。

⊙ 生境分布

　　生于山坡林下阴湿处。分布于甘肃、陕西、山西至长江以南各省区。

⊙ 采收加工

　　夏季挖取假鳞茎，除去茎叶，抖净泥土、晒干。有的地区在秋季花谢后采挖，除去茎叶、须根、洗净泥沙，置沸水锅上蒸至透心，取出摊开

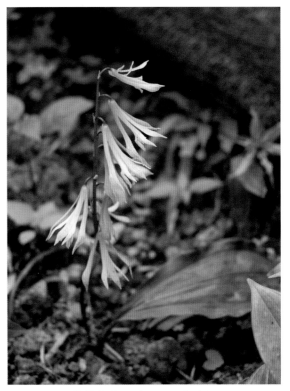

杜鹃兰 *Cremastra appendiculata*

云南独蒜兰 *Pleione yunnanensis*

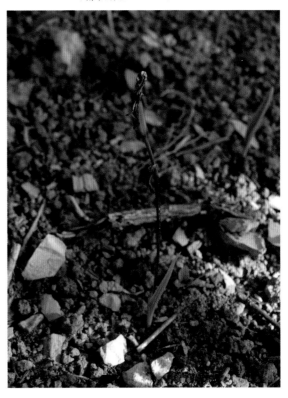

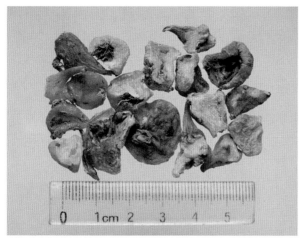

冰球子（独蒜兰 *Pleione bulbocodioides*）

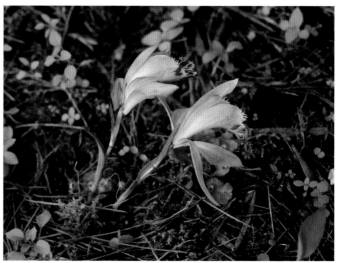

独蒜兰 *Pleione bulbocodioides*

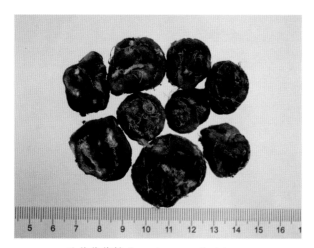

毛慈菇药材 *Cremastra appendiculata*

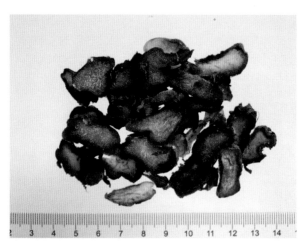

毛慈菇饮片 *Cremastra appendiculata*

晒干或烘干。

⊙ 药材性状

　　毛慈菇 呈不规则扁球形或圆锥形，顶端渐突起，基部有须根痕。长1.8～3cm，膨大部直径1～2cm。表面黄棕色或棕褐色，有纵皱纹或纵沟，中部有2～3条微突起的环节，节上有鳞片叶干枯腐烂后留下的丝状纤维。质坚硬，难折断，断面灰白色或黄白色，略呈角质。气微，味淡，带黏性。

　　冰球子 呈圆锥形，瓶颈状或不规则团块，直径1～2cm，高1.5～2.5cm。顶端渐尖，尖端断头处呈盘状，基部膨大且圆平，中央凹入，有1～2条环节，多偏向一侧。撞击外皮者表面黄白色，带表皮者浅棕色，光滑，有不规则皱纹。断面浅黄色，角质半透明。

⊙ 炮制及饮片

　　除去杂质，水浸约1小时，润透，切薄片，干燥或洗净干燥，用时捣碎。

⊙ 性味功能

　　味辛、甘，性寒，有小毒。有消肿散结，清热解毒功能。

⊙ 主治用法

　　用于痈肿疔毒，瘰疬结核，蛇虫咬伤等症。用量3～9g。外用适量。

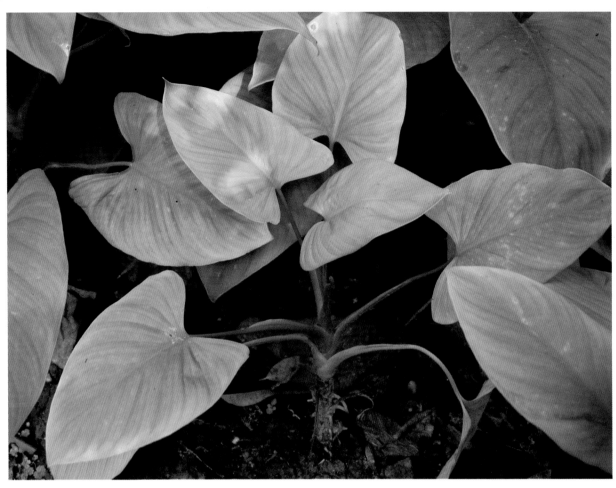

千年健 *Homalomena occulta*

千年健

千年健 Qiannianjian

⊙ 来　源

　　千年健为天南星科（Araceae）植物千年健的根茎。

⊙ 原植物

　　千年健 *Homalomena occulta* (Lour.) Schott　别名：一包针，千年见。

　　多年生草本，高30～60cm。根茎匍匐，长圆柱形。直径1～2cm，肉质，红棕色，折断后有多数针刺状纤维。鳞叶线状披针形，长15～16cm，基部宽2.5cm，向上渐狭；茎较短；叶互生，叶柄长15～30cm，肉质，上部圆柱形，下部膨大呈翼状，基部扩大呈叶鞘；叶箭状心形或卵状心形，长15～25cm，宽10～20cm，先端长渐尖，基部近心形，全缘，两面光滑，侧脉平展向上斜升，基出侧脉4～5条向后弧曲，干后呈规则皱缩。花序1～3，生于鳞叶腋内，长10～15cm；佛焰苞长圆状椭圆形，开花前卷成纺锤形，长6～8cm，宽1.5～3cm，先端尖，有喙；肉穗花序柄长10cm。花单性同株，花序下部为雌花，上部为雄花，紧密连接，无花被；雄花密集，3个雄蕊组成一束，分离；雌花具退化雄蕊呈棒状，子房3室，胚株多，柱头盘状。浆果卵圆形，种子长圆形。花期7～9月。果期8～10月。

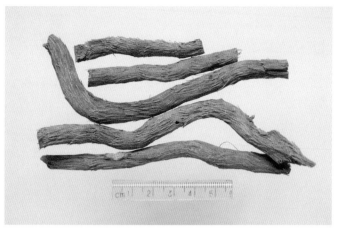

千年健药材 Homalomena occulta

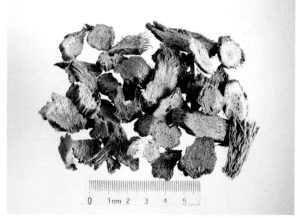

千年健饮片 Homalomena occulta

千年健花株 Homalomena occulta

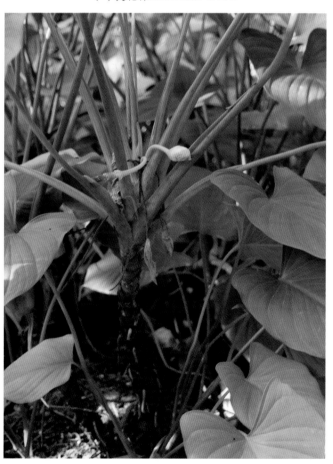

⊙ 生境分布

生于山谷溪边或密林下，阴湿地。分布于海南、广西、云南等省、自治区。

⊙ 采收加工

春、秋二季采挖根茎，除去叶、苗，洗净泥土，折成 15～40cm 长的段，晒干或刮去外皮后晒干。

⊙ 药材性状

根茎圆柱形，稍扁、弯曲，长 15～40cm，直径 0.8～2cm。表面红棕色或黄棕色，粗糙，有多数扭曲纵沟纹及黄白色纤维束。质脆，易折断，断面红棕色，树脂样，有多数纤维束外露及圆形有光泽油点。气芳香，味辛，微苦。

⊙ 炮制及饮片

除去杂质，洗净，润透，切片，晒干。

⊙ 性味功能

味苦、辛，性温。有祛风湿、壮筋骨、活血止痛的功能。

⊙ 主治用法

用于风寒湿痹，筋骨无力，肢节酸痛。用量 4～9g。阴虚火旺、舌干口苦者忌服。

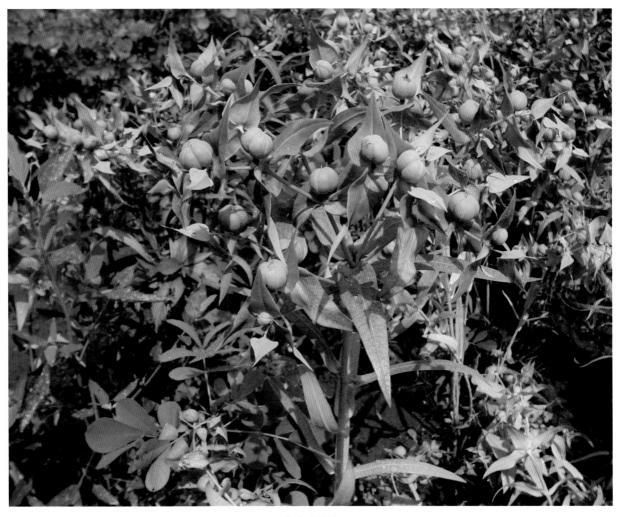

续随子果枝 *Euphorbia lathyris*

千金子

千金子 Qianjinzi

⊙ 来　源

千金子为大戟科（Euphorbiaceae）植物续随子的种子。

⊙ 原植物

续随子 *Euphorbia lathyris* L. 别名：仙人对座草，百药解。

二年生草本，高达1m，全株含白色乳汁，幼时有白粉。根短，圆锥状稍弯曲。茎直立粗壮，圆柱形，基部稍木化，稍带红色。单叶对生，茎下部叶无柄，线状披针形；茎上部叶有短柄；广披针形，长5～15cm，宽0.6～1.5cm，先端锐尖，基部近心形，全缘。总花序顶生，聚伞状；总花序基部有2～4伞梗，每梗再分枝，两侧分枝有长梗；基部有卵状披针形苞片2；总苞杯状，先端4～5裂，内弯，腺体4，新月形，两端伸长成角状；花单性，无花被；雄花每花有雄蕊1，花粉囊稍叉开；雌花位于花序中央，子房3室，每室胚珠1，花柱3裂；雌花梗受粉后总苞下垂；蒴果近球形，无毛。种子长圆形。花期4～7月。果期7～8月。

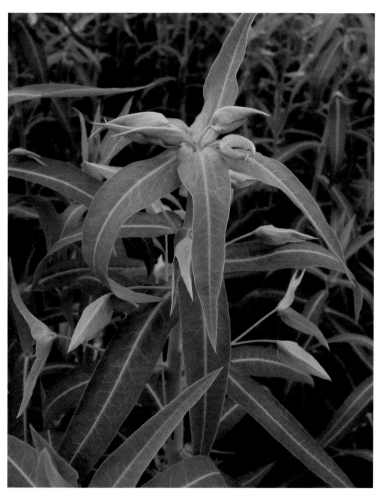

续随子花枝 *Euphorbia lathyris*

千金子 *Euphorbia lathyris*
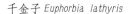

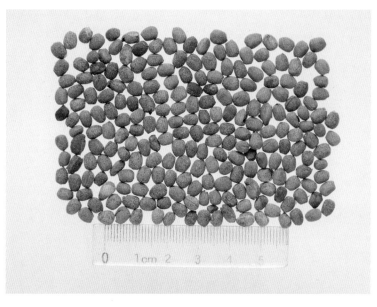

⊙ **生境分布**

　　生于向阳山坡，多栽培。分布于东北及河北、山西、河南、山东、山西、江苏、浙江、福建、台湾、湖南、广西、云南、贵州、四川等省区。

⊙ **采收加工**

　　秋季种子成熟后，割取全株，打下种子，除去杂质晒干。

⊙ **药材性状**

　　种子椭圆形或倒卵形，长约5mm，直径约4mm。表面灰褐色或灰棕色，有不规则网状皱纹，网纹凹下部分有灰黑色细斑点。一侧有纵沟状种脊，上端有突起合点，下端有灰白色线形种脐，基部有近白色突起种阜，脱落后留下圆形疤痕。质坚脆，种仁黄白色，胚乳丰富，油质。胚直，细小。气无，味辛。

⊙ **炮制及饮片**

　　千金子　除去杂质，筛去泥沙，洗净，捞出，晒干，用时打碎。
　　千金子霜　取千金子，去皮取净仁，制霜，即得。

⊙ **性味功能**

　　味辛，性温，有毒。有行水消肿，破血消瘀的功能。

⊙ **主治用法**

　　用于水肿，痰饮，积滞胀满，二便不通，血瘀经闭；外治顽癣，疣赘。用量1～2g。去壳，去油用，多入丸散服。外用适量，捣烂敷患处。

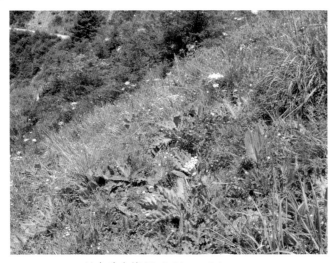

川木香生境 *Vladimiria souliei*

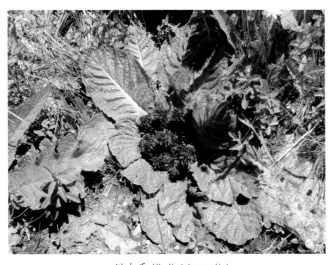

川木香 *Vladimiria souliei*

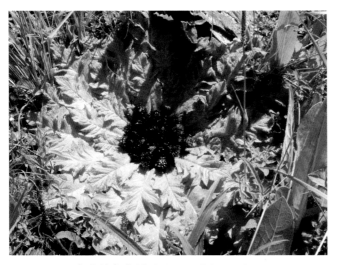

灰毛川木香 *Vladimiria souliei* var.*cinerea*

川木香

川木香 Chuanmuxiang

⊙ 来　源

川木香为菊科（Compositae）植物川木香及其变种灰毛川木香的干燥根。

⊙ 原植物

1. 川木香 *Vladimiria souliei* (Franch.) Ling

多年生草本。根坚硬粗壮，圆柱形，通常不分枝，直径1~2.5cm，外皮褐色。茎极短，叶成莲座状平铺地面；叶柄长8~20cm，被白色茸毛；叶片卵状披针形或长圆状披针形，长20~30cm，宽10~20cm，羽状中裂，具5~7对裂片，稀不分裂，裂片边缘具不规则齿裂，上面被稀疏的腺毛，下面被稀疏的伏毛和蛛丝状毛。头状花序数个集生于枝顶，花序直径5~10cm；总苞片四轮，覆瓦状排列，革质，绿色带紫，边缘具细小的糙硬毛，先端具刺状短尖；花全为管状花，紫色；花冠管长约3cm或更长，先端5裂；雄蕊5，花药箭形；子房下位，花柱略长于花冠。瘦果扁压，具三棱；冠毛多层，芒状，在内面的直立，最外层皱曲，并有上端渐细尖的刚毛。花期6~8月，果期8~9月。

2. 灰毛川木香 *Vladimiria souliei* (Franch.) Limg var. *cinerea* Ling

本变种与原种极为相似，主要区别为叶下面及叶柄均密被灰白色蛛丝状毛，叶及头状花序均较大，开展的莲座状叶丛径可达70cm。

⊙ 生境分布

川木香生于山坡及丘陵向阳地，多生长于海拔3000米以上的高山草地，分布于四川省西部的阿坝、甘孜藏族自治州。灰毛川木香生于海拔

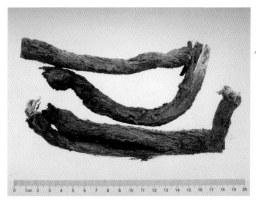

川木香药材(川木香
Vladimiria souliei)

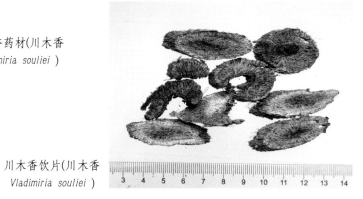

川木香饮片(川木香
Vladimiria souliei)

3500～4500m 的高山山脊或阳坡草地，分布于四川西部、西北部及西藏东部。

⊙ 采收加工

8月至翌年3月均可采挖，以9～11月最适。鲜根去掉泥土、根头上的胶状物及须根，粗根可纵向剖开，在晒干或微火烘干的过程中去掉粗皮。不宜用大火烘烤。

⊙ 药材性状

川木香：呈圆柱形或有纵槽的半圆柱形，稍弯曲，长10～30cm，直径1～3cm。表面黄褐色或棕褐色，具皱纵纹，外皮脱落处可见丝瓜络状细筋脉；根头偶有黑色发黏的胶状物，习称"油头"。体较轻，质硬脆，易折断，断面黄白色或黄色，有深黄色稀疏油点及裂隙，木部宽广，有放射状纹理；有的中心呈枯朽状。气微香，味苦，嚼之粘牙。

灰毛川木香根的性状与川木香的根相同。

⊙ 炮制及饮片

除去杂质及"油头"，洗净，润透，切厚片，干燥。

煨川木香：取净川木香片，在铁丝廊中，用一层草纸，一层川木香片，间隔平铺数层，置炉火旁或烘干室内，烘煨至川木香中所含的挥发油渗至纸上，取出，放凉。

⊙ 性味功能

味辛、苦，性温。有行气止痛，温中和胃的功能。

⊙ 主治用法

用于胸腹胀痛，呕吐，泄泻，下痢里急后重，寒疝，肝胆疼痛。用量3～9g。

混伪品

药材"川木香"常与"木香"混淆。木香为菊科植物木香*Aucklandia lappa* Decne 的根，详细内容见"木香"项。

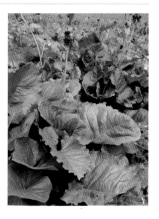

木香 *Aucklandia lappa*

川木通

川木通 *Chuanmutong*

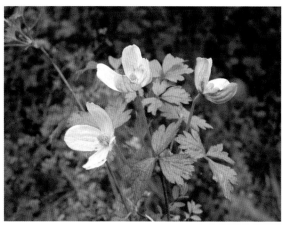

绣球藤 *Clematis montana*

⊙ 来　源

　　为毛茛科(Ranunculaceae)植物小木通和绣球藤的干燥茎藤。

⊙ 原植物

　　1. 小木通 *Clematis armandii* Franch. 别名：川木通，花木通，蓑衣藤。

　　多年生常绿木质藤本，长达6m。茎圆柱形，有纵条纹，小枝有棱，有白色短柔毛，后脱落。叶对生，为三出复叶，叶柄长5～7.5cm，小叶革质，卵状披针形、长椭圆状卵形至卵形，长6～12cm，宽3～6cm，顶端渐尖，基部圆形、心形或宽楔形，全缘，主脉三出，两面无毛。聚伞花序或圆锥状聚伞花序顶生或腋生，与叶近等长或比叶长，腋生花序基部有多数宿存芽鳞，为三角状卵形、卵形至长圆形，长0.8～3.5cm，花序下部苞片矩圆形，常3裂，上部苞片小，钻形至披针形；花直径3～4cm，萼片4，白色，偶带淡红色，开展，长圆形至长圆状倒卵形，大小变异极大，长1～2.5(～4)cm，宽0.3～1.2(～2) cm，外面边缘密生短绒毛或疏生短绒毛；无花瓣；雄蕊多数，无毛；心皮多数。瘦果扁，卵形至椭圆形，长3～7mm，疏生柔毛，宿存羽状花柱长达5cm，有白色长柔毛。花期3～4月，果期4～7月。

　　2. 绣球藤 *Clematis montana* Buch.-Ham. 别名：白木通，三角枫，淮木通，柴木通。

　　多年生木质藤本。茎圆柱形，有纵条纹，小枝有短柔毛，后变无毛；老时外皮脱落。三出复叶，数叶与花簇生或对生；小叶卵形、宽卵形至椭圆形，长2～7cm，宽1～5cm，边缘有缺刻状锯齿，顶端3浅裂，两面疏生短柔毛，有时下面较密。花1～6朵与叶簇生，直径3～5cm；萼片4，白色，开展，白色或外面带淡红色，长圆状倒卵形，长1.5～2.5m，宽0.8～1.5cm，外面疏生短柔毛，内面无毛；雄蕊多数，无毛；心皮多数。

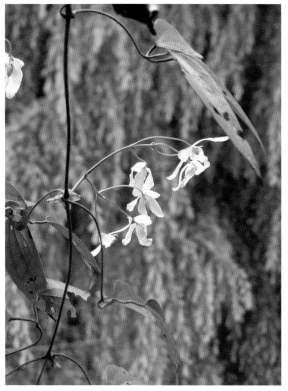

小木通 *Clematis armandii*

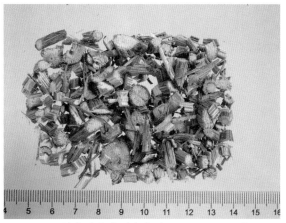

川木通饮片（小木通 *Clematis armandii*）

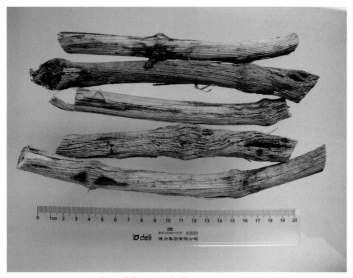

川木通药材（绣球藤 *Clematis montana*）

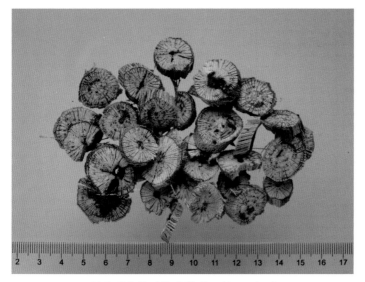

川木通饮片（绣球藤 *Clematis montana*）

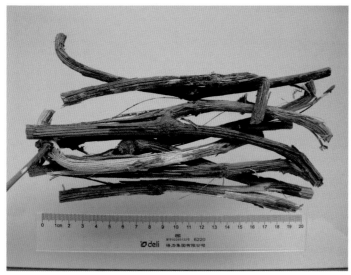

川木通药材（小木通 *Clematis armandii*）

瘦果扁，卵形或卵圆形，长4～5mm，宽3～4mm，无毛。花期4～6月，果期7～10月。

⊙ 生境分布

小木通生于山地林边、路边灌丛中、水沟旁，分布于甘肃和陕西南部、福建西南部、江西、湖北、湖南、浙江、广东、广西、四川、贵州、云南及西藏东部。绣球藤生于山地、山谷灌丛中、林边或沟旁。分布于陕西、宁夏、甘肃、河南、江西、安徽、福建北部、湖北、湖南、广东北部、四川、贵州、云南等省（自治区）。

⊙ 采收加工

春秋两季采收茎藤，除去粗皮，晒干或趁鲜切片晒干。

⊙ 药材性状

川木通呈长圆柱形，略扭曲，长50～100cm，直径2～3.5cm。表面黄棕色或黄褐色，有纵向凹沟及棱线；节处多膨大，有叶痕及侧枝痕。残存皮部易撕裂。质坚硬，不易折断。切片厚0.2～0.4cm，边缘不整齐，残存皮部黄棕色，木部浅黄棕色或浅黄色，有黄白色放射状纹理及裂隙，其间布满导管孔，髓部较小，类白色或黄棕色，偶有空腔。无臭，味淡。

⊙ 炮制及饮片

未切片者，略泡，润透，切薄片，晒干。

⊙ 性味功能

味淡、苦，性寒。有清热利尿、通经下乳的功能。

⊙ 主治用法

用于水肿、淋病、小便不通、关节痹痛，经闭乳少。用量3～6g。

混伪品

一、同属植物粗齿铁线莲、短尾铁线莲、女萎的干燥茎藤在部分地区充作川木通使用。它们之间的区别点见如下检索表：

1. 花或花与叶自老枝腋芽生出，花梗或花序梗基部具宿存芽鳞。

2.花序具梗及2苞片···小木通Clematis armandii

2.花1-多朵簇生，无苞片···绣球藤Clematis montana

1. 花或花序生于当年生枝顶或叶腋。

3.三出复叶···女萎Clematis apiifolia

3. 一至二回羽状复叶或：二回三出复叶。

4.一回羽状复叶···粗齿铁线莲Clematis grandidentata

4.二回羽状复叶或二回三出复叶·····················短尾铁线莲Clematis brevicaudata

二、药材关木通为马兜铃科植物木通马兜铃 Aristolochia manshuriensis Kom.的干燥藤茎，含有毒成分马兜铃酸，应注意区别。关木通药材多为长圆柱形，表面有浅纵沟或有残留栓皮。体轻质硬，不易折断，断面黄色，皮部薄，木部宽，导管针刺状，多层同心环状，紧密排列，髓部不明显。

三、药材木通为木通科植物三叶木通 Akebia trifoliata、白木通 Akebia trifoliate var.australis、木通 Akebia quinata的干燥茎藤，易与川木通相混淆，详细内容见"木通"项。

木通 Akebia quinata
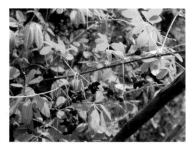

女萎 Clematis apiifolia
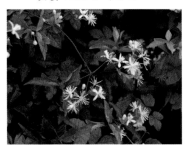

三叶木通 Akebia trifoliata
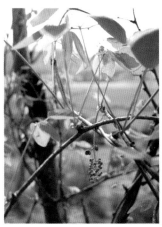

关木通药材 Aristolochia manshuriensis
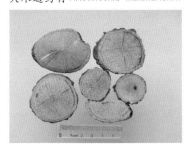

粗齿铁线莲 Clematis grandidentata
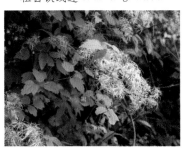

木通马兜铃 Aristolochia manshuriensis
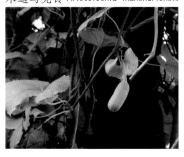

短尾铁线莲 Clematis brevicaudata
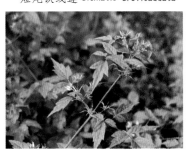

白木通 Akebia trifoliate var.australis
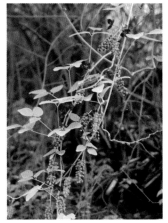

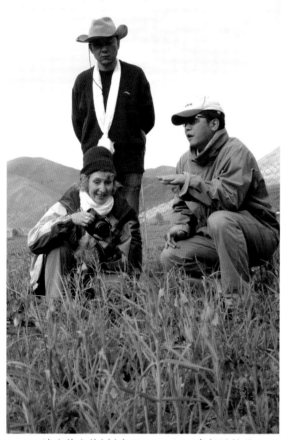

陈士林主编(右)向 Christine Loen 介绍川贝母
Fritillaria cirrhosa

川贝母

川贝母 Chuanbeimu

⊙ 来　源

　　川贝母为百合科(Liliaceae)植物川贝母、暗紫贝母、甘肃贝母或梭砂贝母的干燥鳞茎。前三者按性状不同分别习称"松贝"和"青贝"，后者习称"炉贝"。

⊙ 原植物

　　1. 川贝母 *Fritillaria cirrhosa* D. Don 别名：卷叶贝母。

　　多年生草本，高 15～55cm，植物形态变化较大。鳞茎圆锥形或近球形。茎单一，直立，光滑，上部绿色，下部微带褐紫色，有细小灰色斑点。单叶，无柄；下部叶对生，少数在中部兼有互生，或上部 3 叶轮生，叶披针形或条形，长 5～12cm，宽 0.3～1cm，先端钝尖，不卷曲或稍卷曲。花单生于茎顶，钟状，下垂，紫红色，有明显的方格状斑纹，长 2.5～4.5cm；花有片 6，长 3～4cm，外轮 3 片，宽 1～1.4cm，内轮 3 片，宽达 1.8cm；雄蕊 6，长 1～1.5cm；子房 3 室，花柱较粗，柱头 3 歧外反，裂片长 3～5mm。蒴果长圆形，有 6 棱，有 1～1.5mm 宽的窄翅。种子薄扁平，半圆形，黄色。花期 5～7 月。果期 8～10 月。

　　2. 暗紫贝母 *Fritillaria unibracteata* Hsiao et K. C. Hsia 别名：松贝母，乌花贝母。

　　多年生草本，高 15～25cm。茎直立，绿色或深紫色。鳞茎球状圆锥形。茎下部叶对生，中部叶为互生或近于对生，无柄；叶片线形或线状披针形，长 3.6～6.5cm，宽 3～7mm，先端渐尖。花单生于茎端，暗紫色，微有黄褐色小方格，叶状苞片 1，先端不卷曲，花被片 6，长达 2.7cm，外轮 3 片近长圆形，内轮 3 片倒卵状长圆形；雄蕊 6，花丝密被小乳突；柱头 3 裂，外展。蒴果长圆形，6 棱，有窄翅。花期 6 月。果期 8 月。

　　3. 甘肃贝母 *Fritillaria przewalskii* Maxim. 别名：岷贝。

　　茎下部叶对生，中部叶渐为互生，花浅黄色，有黑紫色斑点，花柱柱头裂片 1mm 以下。

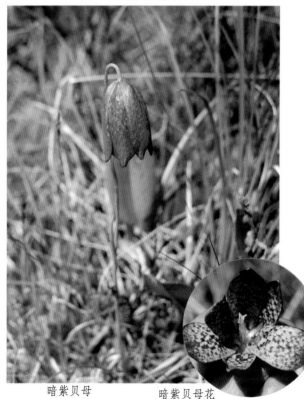

暗紫贝母
Fritillaria unibracteata
暗紫贝母花
Fritillaria unibracteata

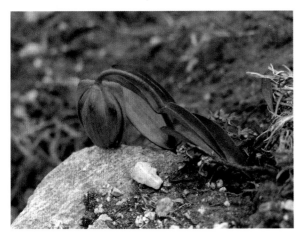

梭砂贝母 Fritillaria delavayi

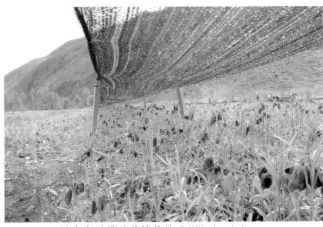

四川康定川贝母种植基地 Fritillaria cirrhosa

4. 梭砂贝母 *Fritillaria delavayi* Franch 别名：炉贝。

花单生于茎端，浅黄色，有红褐色斑点或小方格，花柱柱头裂片 2mm 以上，叶互生，3～4片，较紧密地生于植株中部或上部1/3处。

⊙ 生境分布

川贝母通常生于林中、灌丛下、草地或河滩、山谷等湿地或岩缝中，主要产西藏（南部至东部）、云南（西北部）和四川（西部）等省区，海拔3200～4200米，也见于甘肃（南部）、青海、宁夏、陕西（秦岭）和山西（南部），海拔1800～3200米。暗紫贝母、甘肃贝母及梭砂贝母生于高海拔的草地上，分布于四川、青海等省。四川若尔盖、小金、南川等县有少量栽培。

⊙ 采收加工

采收季节因地而异；一般在7～9月采挖。挖出后，洗净泥沙及须根，晒干或微火烘干。

⊙ 药材性状

松贝：呈类圆锥形或近球形，高0.3～0.8cm，直径0.3～0.9cm。表面类白色。外层鳞叶2瓣，大小悬殊，大瓣紧抱小瓣，未抱部分呈新月形，习称"怀中抱月"；顶部闭合，内有类圆柱形、顶端稍尖的心芽和小鳞叶1～2枚；先端钝圆或稍尖，底部平，微凹入，中心有1灰褐色的鳞茎盘，偶有残存须根。质硬而脆，断面白色，富粉性。气微，味微苦。

青贝：呈类扁球形，高0.4～1.4cm，直径0.4～1.6cm。外层鳞叶2瓣，大小相近，相对抱合，顶部开裂，内有心芽和小鳞叶2～3枚及细圆柱形的残茎。

炉贝：呈长圆锥形，高0.7～2.5cm，直径0.5～2.5cm。表面类白色或浅棕黄色，有的具棕色斑点。外层鳞叶2瓣，大小相近，顶部开裂而略尖，基部稍尖或较钝。

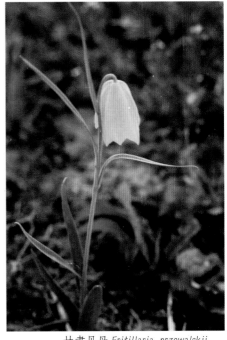

甘肃贝母 Fritillaria przewalskii

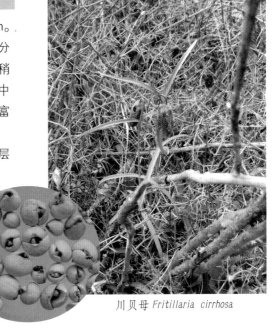

川贝母 Fritillaria cirrhosa

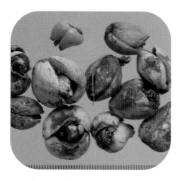

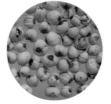

川贝母（暗紫贝母
Fritillaria unibracteata）

川贝母（梭砂贝母 *Fritillaria delavayi*）

⊙ **性味功能**

味甘、苦，性微寒。有清热润肺，化痰止咳的功能。

⊙ **主治用法**

用于肺热燥咳，干咳少痰，阴虚劳嗽，咯痰带血。用量 3～9g。研粉冲服，1 次 1～2g。反乌头、草乌。

混 伪 品

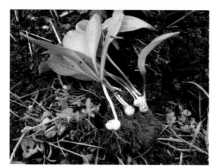

安徽贝母 *Fritillaria anhuiensis*

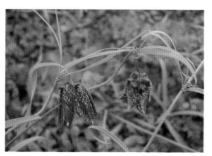

平贝母 *Fritillaria ussuriensis*

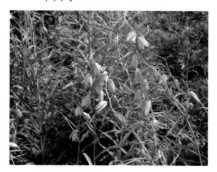

天目贝母 *Fritillaria monantha*

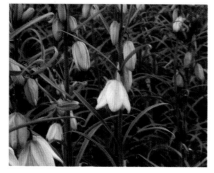

浙贝母 *Fritillaria thunbergii*

一、商品川贝母多由甘肃贝母、川贝母、暗紫贝母的干燥鳞茎的混合，且无法依药材性状区分。

二、川贝母历来在贝母类药材中价格最高，常有多种同属植物较小鳞茎混入，它们与正品川贝母的基源植物间区别如以下检索表。依《Flora of China》研究成果，湖北贝母 *Fritillaria hupehensis* 作为天目贝母 *Fritillaria monantha* 的异名。平贝母、浙贝母、天目贝母详细内容分别见"平贝母"、"浙贝母"、"湖北贝母"项。

1. 花柱柱头裂片长 1 毫米以下；花多为窄钟形；花被片在蜜腺处弯成钝角

2. 花黄色具多少不一的紫斑或方格纹，或无斑纹……………………………………………………………甘肃贝母 *Fritillaria przewalskii*

2. 花被片外面紫或紫红色，无或极少具黄色方格斑纹…………………………………………………………暗紫贝母 *Fritillaria unibracteata*

1. 花柱柱头裂片长 2 毫米以上；花宽钟形或钟形，稀窄钟形；花被片在蜜腺外弯成直角或钝角

3. 茎生叶最下一轮叶较宽，宽 1cm 以上

4. 鳞茎由 2-3 鳞片包住 6-50 小鳞片…………安徽贝母 *Fritillaria anhuiensis*

4. 鳞茎具 2-3 鳞片，内无小鳞片，有时鳞茎外具米粒状小鳞片

5. 茎上着生叶及叶状苞片 3-4，互生………梭砂贝母 *Fritillaria delavayi*

5. 茎生叶多枚，对生或轮生，稀互生………天目贝母 *Fritillaria monantha*

3. 茎生叶较窄，宽 1 厘米以下，但栽培时可达 1cm 以上

6. 花柱具乳突，顶端花下面具 4-6 叶和叶状苞片…………………………………………………………平贝母 *Fritillaria ussuriensis*

6. 花柱无乳突；顶端花下面具 1-3 叶和叶状苞片

7. 花窄钟形，花被片长 3 厘米以下，但栽培时长可超过 3cm；花 1-6 朵；叶状苞片先端卷曲…………………浙贝母 *Fritillaria thunbergii*

7. 花钟形，花被片长 3 厘米以上，花一般为 1 朵，稀 2-3，但栽培时花较多，可达 10 朵左右；叶状苞片先端卷曲或不卷曲…………川贝母 *Fritillaria cirrhosa*

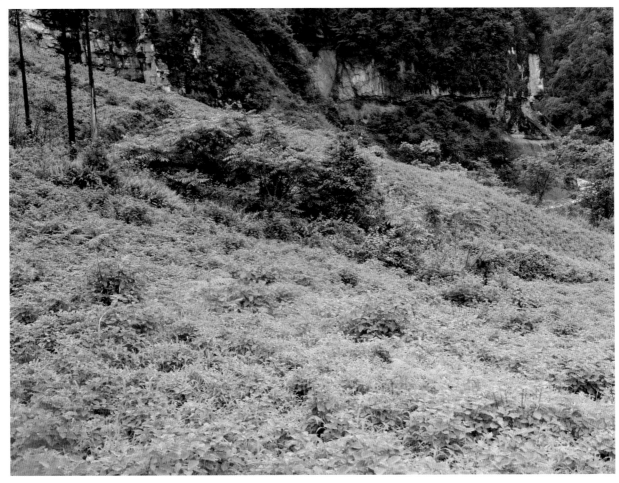

川牛膝种植园 *Cyathula officinalis*

川牛膝

川牛膝 Chuanniuxi

⊙ 来　源

川牛膝为苋科（Amaranthaceae）植物川牛膝的根。

⊙ 原植物

川牛膝 *Cyathula officinalis* Kuan 别名：甜牛膝，大牛膝，肉牛膝。

多年生草本，高40～100cm。主根圆柱形。茎直立，中部以上近四棱形，多分枝，疏被糙毛。叶对生，叶柄长3～15mm，密生长糙毛；叶片椭圆形至窄椭圆形，长3～13cm，宽1.5～5cm，先端渐尖至尾尖，基部楔形或阔楔形，全缘，上面密生倒伏糙毛，下面毛较密。花绿白色，由多数复聚伞花序密集成花球团，花球团直径1～1.5cm，数个于枝端排列成穗状；苞片卵形，长3～5mm，干膜质，顶端刺状或钩状；聚伞花序能育花居中，不育花居两侧，不育花的花被片变成钩状芒刺，能育花的花被片5，长4～6mm，较长的2枚先端常呈钩状；雄蕊5，与花被片对生，花丝基部密被长柔毛，4室；退化雄蕊5，长方形，长0.3～0.4mm，先端齿状浅裂，基部与雄蕊花丝合生；子房圆筒形或倒卵形，1室，胚珠1枚；花柱细，柱头头状。胞果长椭圆状倒卵形，长2～5mm，径约1.5mm，暗灰色。种子卵形，赤褐色。花期6～7月，果期8～9月。

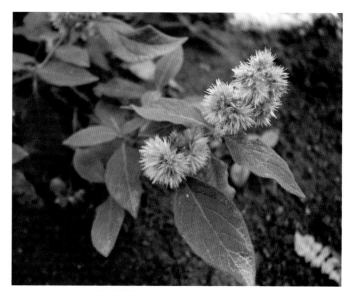

川牛膝果枝 Cyathula officinalis

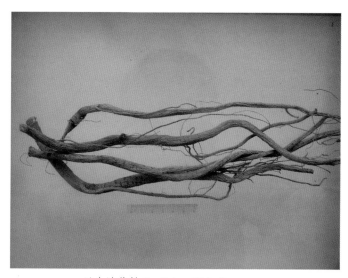

川牛膝药材 Cyathula officinalis

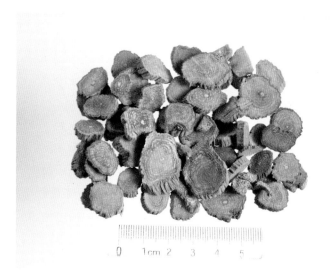

川牛膝饮片 Cyathula officinalis

⊙ 生境分布

生于林缘或山坡草丛中，多为栽培。分布于四川、贵州、云南等省。

⊙ 采收加工

栽培3~4年后于9~10月挖根，除去泥土、地上茎及须根，烘干或晒至半干时，经发汗后再晒至干，打成小捆。

⊙ 药材性状

根头部膨大，其顶端常具疙瘩头或茎的残基。根呈圆柱形，微扭曲，偶有分枝，长20~60cm，直径0.5~3cm。表面黄棕色或灰褐色，有纵皱纹及侧根痕，并有多数横向突起的皮孔。质坚韧，不易折断，断面浅黄色或黄棕色，胶质状或纤维状，有很多淡黄色筋脉小点（维管束），排列成数轮同心环。气微，味甜，后微苦。野生品较细，直径多在1cm以下，分枝较多，灰黄色。质硬脆，易折断，断面灰黄白色，纤维性。

⊙ 炮制及饮片

川牛膝 除去杂质及芦头，洗净，润透，切薄片，干燥。本品为圆形薄片，厚0.1~0.2cm，直径0.5~3cm。表面灰棕色，切面淡黄色或棕黄色。可见多数黄色点状维管束。

酒川牛膝 取净川牛膝片，黄酒浸透，炒干。

⊙ 性味功能

味甘，微苦，性平。有祛风湿，活血通经的功能。

⊙ 主治用法

用于风湿腰膝疼痛，血淋，尿血，瘀血经闭，症瘕难产，胎衣不下，产后瘀血腹痛。用量4.5~9g。孕妇忌服。

川乌；制川乌

川乌 Chuanwu；制川乌 Zhichuanwu

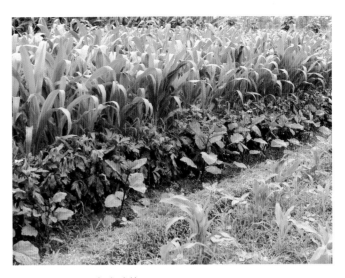

乌头种植园 Aconitum carmichaeli

⊙ 来 源

　　为毛茛科（Ranunculaceae）植物乌头的干燥母根或块根。

⊙ 原植物

　　乌头 Aconitum carmichaeli Debx 别名：五毒根，鹅儿花，草乌（野生品）。

　　多年生草本，高60～120cm。块根通常2个连生，栽培品的侧根(子根)通常肥大，倒卵圆形至倒卵形，直径可达5cm，主根是乌头，子根为附子；茎直立，中部以上被反曲的短柔毛；叶互生，茎下部在再开花时枯萎，中部叶有长柄，叶柄长1～2.5cm，疏被短柔毛；叶片五角形，长6～11cm，宽9～15cm，基部浅心形，3裂几达基部。中央全裂片宽菱形、倒卵状菱形或菱形，先端急尖或短渐尖，近羽状分裂，二回羽裂片2对，斜三角形，具1～3枚牙齿，间或全缘，侧全裂片不等2深裂，各裂片边缘有粗齿或缺刻，上面疏被短伏毛，下面通常只在脉上疏被短柔毛，革质或纸质。总状花序窄长，顶生，长6～25cm；花序轴及花梗被反曲而紧贴的短柔毛；下部苞片3裂，上部苞片披针状；花梗长1.5～5cm；小苞片生花梗中下部；花两性，两侧对称；萼片5，花瓣状，上萼片高盔形，高2～2.5cm，基部至喙长1.7～2.2cm，下缘稍凹，喙不明显，侧萼片长1.5～2cm，蓝紫色，外面被短柔毛；花瓣2，瓣片长约1.1cm，唇长约6mm，微凹，距长1～2.5mm，通常拳卷，无毛；雄蕊多数，花丝有2小齿或全缘，无毛或被短毛；心皮3～5，离生，被短柔毛，稀无毛。蓇葖果，长1.5～1.8cm。种子多数，三棱形，长3~3.2mm，两面密生横膜翅。花期8～9月，果期9～10月。

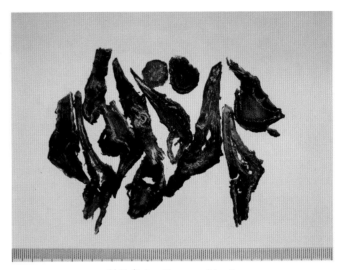

制川乌 Aconitum carmichaeli

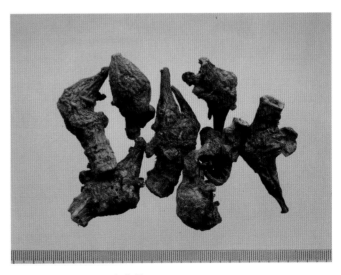

川乌药材 Aconitum carmichaeli

⊙ 生境分布

　　乌头生于山地草坡、灌丛中或栽培于平地

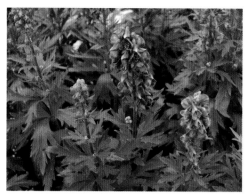

乌头 Aconitum carmichaeli

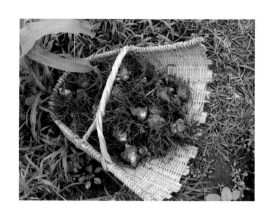

乌头鲜块根 Aconitum carmichaeli

肥沃的沙质壤土中。分布于辽宁、陕西、甘肃、河南、山东、安徽、江苏、浙江、江西、湖北、湖南、广东、广西、贵州、四川、云南等省、自治区。主要栽培于四川；现湖南、湖北、陕西、云南等地也有栽培。

⊙ 采收加工

6月下旬至8月上旬采挖，除去茎叶、根、须根及泥沙，晒干。

⊙ 药材性状

川乌呈纺锤形或不规则圆锥形，长2～6cm，直径1～2.5cm，灰褐色，有纵皱纹及须根痕，上部有残留茎基，有小瘤状侧根及子根脱离后痕迹。质坚实，断面近白色或浅灰黄色，形成层环纹呈多角形。气微，味辛辣，麻舌。

制川乌为川乌的炮制加工品。不规则或长三角的片。表面黑褐色或黄褐色，有灰棕色形成层环纹。体轻，质脆，断面有光泽。无臭，微有麻舌感。

⊙ 炮制及饮片

生川乌：除去杂质。用时捣碎。

制川乌：取净川乌，大小个分开，用水浸泡至内无干心，取出，加水煮沸4～6小时（或蒸6～8小时）至内无白心，口尝微有麻舌感时，取出，晾至六成干，切片，干燥。

⊙ 性味功能

味辛、苦，性热，有大毒。有祛风除湿，温经止痛的功能。

⊙ 主治用法

用于风寒湿痹、关节疼痛，心腹冷痛，寒疝作痛，麻醉止痛。一般炮制后用。用量，3～9g。

混伪品

1、川乌易与中药草乌混淆。草乌为毛茛科植物北乌头 Aconitum kusnezoffii 的干燥母根或块根（见"草乌"项）。北乌头的小裂片三角状披针形或线状披针形，花序轴无毛可与乌头区别。

2、乌头的块根经加工炮制成附子（见"附子"项）。

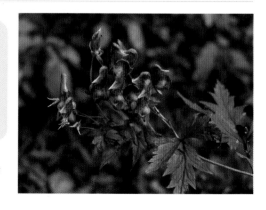

北乌头 Aconitum kusnezoffii

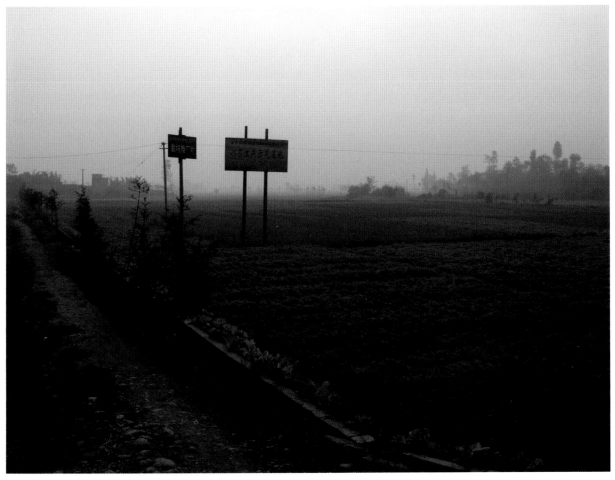

川芎种植园 *Ligusticum chuanxiong*

川芎

川芎 Chuanxiong

⊙ 来 源

川芎为伞形科（Umbelliferae）植物川芎的根茎。

⊙ 原植物

川芎 *Ligusticum chuanxiong* Hort. 别名：芎穷，小叶川芎。

多年生草本，高40~70cm，全株有香气。根茎呈不规则结节状的拳形团块，须根多数。茎丛生直立圆筒形，中空，有纵沟纹，茎上部节膨大成盘状，易生根。叶互生，抱茎，有叶鞘；小叶3~5对，卵状三角形，羽状全裂，末回裂片卵形或卵状披针形，羽状深裂，先端有小尖头，脉上有疏短柔毛。复伞形花序顶生，伞梗十余条，四棱形，有短毛；总苞片3~6；小伞序有花10~24，小总苞片2~7，线形，微带紫色，有柔毛；花白色，萼齿不显著；花瓣5；椭圆形，先端有突尖，内曲；雄蕊5，伸出花瓣外，花药淡绿色；子房下位，花柱2。双悬果卵形，5棱，有窄翅，背棱棱槽中有油管3，侧棱棱槽中油管2~5，合生面4~6。花

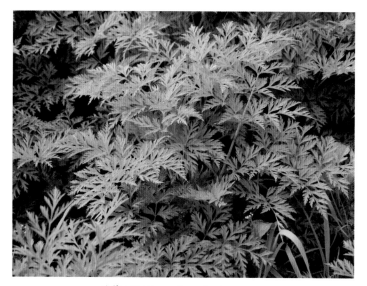

川芎 Ligusticum chuanxiong

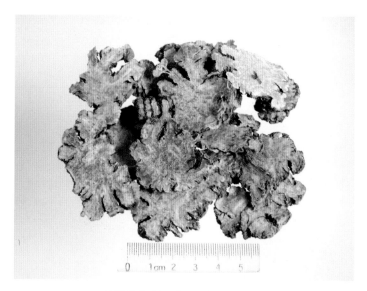

川芎饮片 Ligusticum chuanxiong

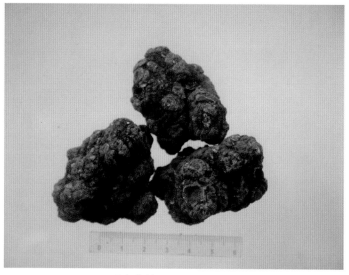

川芎药材 Ligusticum chuanxiong

期7~8月。果期8~9月。

⊙ 生境分布

主要栽培于四川,现江西、福建、湖北、陕西、甘肃、贵州、云南等省已有引种。

⊙ 采收加工

平原栽培于5~6月间采挖;山地栽培于8~9月间采挖。挖出全株,除去茎叶,去净泥土,晾干或炕干后,撞去须根。不宜日光曝晒而影响色泽。

⊙ 药材性状

为不规则结节状拳形团块,直径2~7cm。表面黄褐色,粗糙皱缩,有多数平行隆起的轮节,顶端有凹陷的类圆形茎痕,下侧及轮节上有多数小瘤状根痕。质坚实,不易折断,断面黄白色或灰黄色,散有黄棕色的油室,形成层呈波状环纹。气浓香,味苦、辛。稍有麻舌感,微回甜。

⊙ 炮制及饮片

除去杂质,分开大小,略泡,洗净,润透,切薄片,干燥。

⊙ 性味功能

味辛、微苦,性温。有活血行气,祛风止痛的功能。

⊙ 主治用法

用于头痛,胸胁痛,感冒风寒,头晕,月经不调,经闭腹痛,产后瘀滞腹痛,跌打损伤,疮疡肿毒,风湿痹痛等症。用量3~9g。

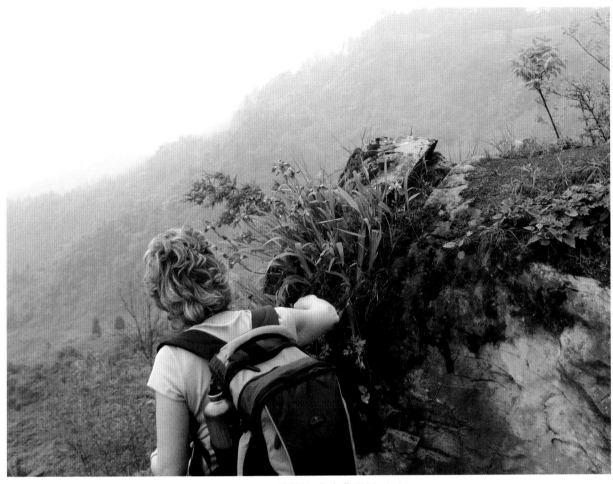

Christine Leon（顾问）考察鸢尾 *Iris tectorum*

川射干

川射干 Chuanshegan

【来源】

川射干为鸢尾科 Iridaceae 植物鸢尾的根茎。

【原植物】

鸢尾 *Iris tectorum* Maxim. 别名：紫蝴蝶，扁竹花，哈蛙七。

多年生草本，植株基部围有老叶残留的膜质叶鞘及纤维；根状茎粗壮，二歧分枝，斜伸，须根较细而短。叶基生，黄绿色，宽剑形，顶端渐尖或短渐尖，基部鞘状。花蓝紫色；外花被裂片圆形或宽卵形，顶端微凹，爪部狭楔形，中脉上有不规则的鸡冠状附属物，附属物的边缘为不整齐的~状裂；内花被裂片椭圆形，花盛开时向外平展，爪部突然变细；蒴果长椭圆形或倒卵形，成熟时沿室背自上而下3瓣裂；种子黑褐色，梨形，无附属物。花期4~5月，果期6~8月。

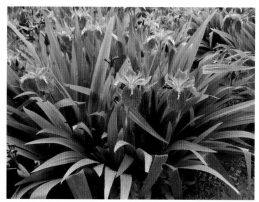

鸢尾花株 Iris tectorum

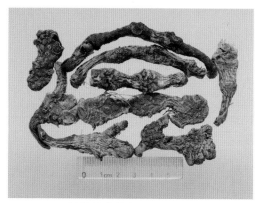

川射干药材 Iris tectorum

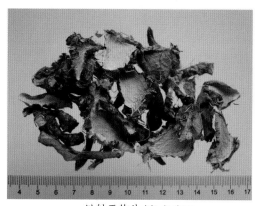

川射干饮片 Iris tectorum

⊙ 【生境分布】

生于向阳坡地、林缘及水边湿地。分布于山西、安徽、江苏、浙江、福建、湖北、湖南、江西、广西、陕西、甘肃、云南、四川、贵州，西藏也有。

⊙ 【采收加工】

夏秋采收。洗净泥茎叶须根土，晒干。

⊙ 【药材性状】

扁圆柱形，有膨大的节，节上有分枝。长3～14cm,直径1～2cm。节部及根头部直径可达3cm，根茎头部膨大，形如鸟头，另一端小，具横向环纹，其下有明显的皱纹，底部有残存的细根及根痕。质松脆，易折断，断面黄白色或淡棕黄色，有空隙，气微，味微苦。

⊙ 【性味功能】

除去杂质，洗净，润透，切薄片，干燥。

⊙ 【性味功能】

味辛苦，性寒，有毒。有消积，破瘀，行水，解毒功能。

⊙ 【主治用法】

用于食滞胀满，臌胀,肿毒,痔瘘,跌打损伤。用量0.9~3g,体虚者慎服。

混伪品

川射干被作为射干混用，应注意鉴别。参见"射干"项。

射干花株 Bekancabda chinensis

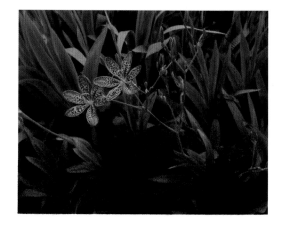

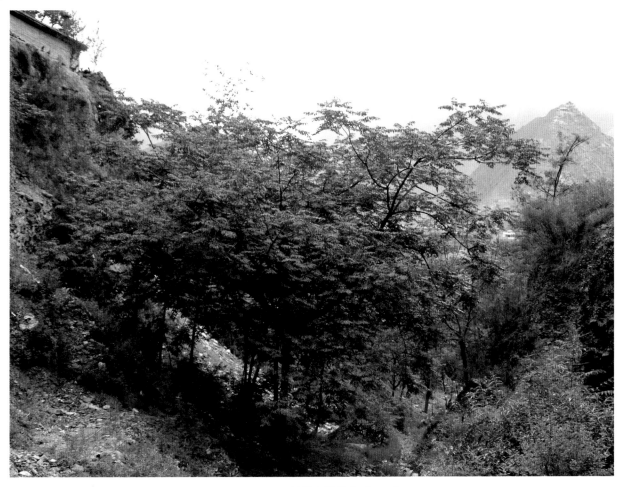

川楝生境 *Melia toosendan*

川楝子

川楝子 Chuanlianzi

◎ 来 源

川楝子为楝科（Meliaceae）植物川楝的果实。

◎ 原植物

川楝 *Melia toosendan* Sieb.et Zucc. 别名：川楝树，川楝实，苦楝子。

落叶乔木，高达10cm以上。树皮灰褐色，幼枝密生星状鳞片。叶互生，二回单数羽状复叶，小叶5～11片，窄卵形或卵形，长4～7cm，宽2～3.5cm，先端渐尖，基部圆形，两则不对称，全缘或部分有疏锯齿，幼时两面密生星状毛。聚伞圆锥花序腋生，密生短柔毛或星状毛；花萼5～6，花瓣5～6，花淡紫色或紫色；雄蕊为花瓣2倍，花丝连合成筒状；子房瓶状，6～8室。核果大椭圆形或近球形，长1.5～3cm，直径1.6～2.3cm，黄色或黄棕色，内果皮坚硬木质，有6～8棱。种子扁平，长椭圆形，长约1cm，黑色。花期3～4月月。果期9～11月。

◎ 生境分布

生于平原，丘陵或栽培。分布于陕西、甘肃、河南、湖北、湖南、贵州、四川、云南等省区。

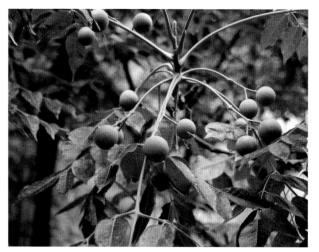

川楝果枝 *Melia toosendan*

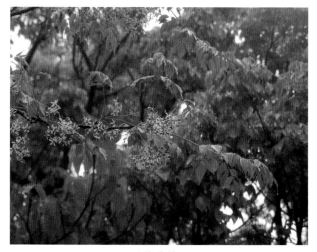

川楝花枝 *Melia toosendan*

⊙ 采收加工

冬季果实成熟时采收，除去杂质，晒干。

⊙ 药材性状

核果球形或椭圆形，长 1.5～2.8 cm，直径 1.3～2 cm，表面棕黄色或棕色，有光泽，皱缩或稍有凹陷，有红棕色小点，顶端有花柱基，基部有果柄痕。外果皮薄，与果肉间常有空隙。果肉黄白色或浅橙黄色，质松。果核坚硬，球形或卵形。种子紫黑色，扁椭圆形，表面有突起，富油质。气特异，味酸苦。

⊙ 炮制及饮片

川楝子：除去杂质。用时捣碎。

炒川楝子：取净川楝子，切厚片或碾碎，置热锅中，用温火炒至表面焦黄色。

⊙ 性味功能

味苦、性寒，有小毒。有清热除湿，止痛，驱虫的功能。

⊙ 主治用法

用于胸痛，胁痛，胃痛，疝痛，痛经，虫积腹痛。用量 4.5～9g。

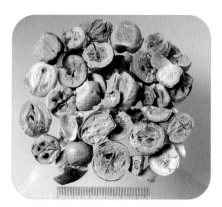

川楝子饮片 *Melia toosendan*

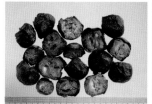

炒川楝子 *Melia toosendan*

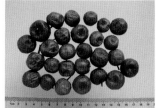

川楝子药材 *Melia toosendan*

混 伪 品

偶见同属植物苦楝 *Melia azedarach* L. 的果实混入，其核果直径不及 1.3cm。

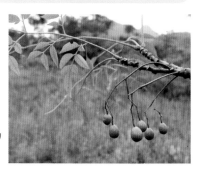

苦楝 *Melia azedarach*

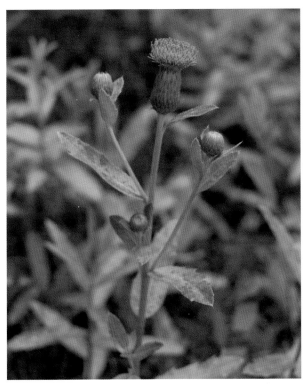

刺儿菜花枝 *Cephalanoplos segetum*

小蓟

小蓟 Xiaoji

⊙ 来　源

小蓟为菊科(Compositae) 植物刺儿菜的地上部分。

⊙ 原植物

刺儿菜 *Cephalanoplos segetum* (Bunge) Kitam. 别名:刺刺菜,刺草。

多年生草本,高 20~50cm。根状茎长。茎无毛或被蛛丝状毛。基生叶花时凋落,茎生叶椭圆形或椭圆状披针形,长 7~10cm, 宽 1.5~2.6cm,顶端短尖或钝,基部窄或钝圆,近全缘或有疏锯齿,边缘有小刺,两面有白色蛛丝状毛。头状花序单生于茎端,雌雄异株;雄花序总苞长约18mm,雌花序总苞长约25mm;总苞片6层,外层甚短,长椭圆状披针形,内层披针形,顶端长尖,具刺;雄花花冠长 17~20mm,裂片长 9~10mm,花药紫红色,长约6mm,雌花花冠紫红色,长约 26mm,裂片长约5mm,退化花药长约

2mm。瘦果椭圆形或卵形,略扁平,冠毛羽状。花期5~6月,果期5~7月。

⊙ 生境分布

生于荒地、田间和路旁,全国各地有分布。

⊙ 采收加工

夏秋割取地上部分,晒干。

⊙ 药材性状

小蓟长约50cm。茎呈圆柱形,常折断,表面绿色或带紫色,有纵棱和柔毛,质脆,断面纤维状,中空。叶多破碎,皱缩而卷曲,黄绿色,两面均有白色蛛丝状毛,全缘或微波状,金黄色针刺。头状花序顶生,总苞钟状,苞片黄绿色,5~6层,线形或披针形,花冠多脱落,冠毛羽状常外露。气微,味微苦。

⊙ 炮制及饮片

小蓟 除去杂质,洗净,稍润,切段,干燥。
小蓟炭 取净小蓟段,炒至黑褐色。

⊙ 性味功能

味甘苦,性凉。有凉血,止血,祛瘀消肿的功能。

⊙ 主治用法

用于吐血,衄血,尿血,崩漏,急性传染性肝炎,痈肿疮毒。用量4.5~9g,煎服。外用鲜品适量,捣烂敷患处。

刺儿菜 *Cephalanoplos segetum*

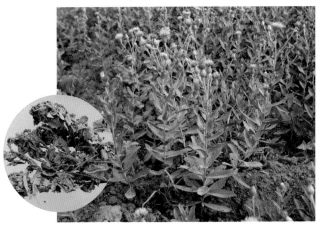

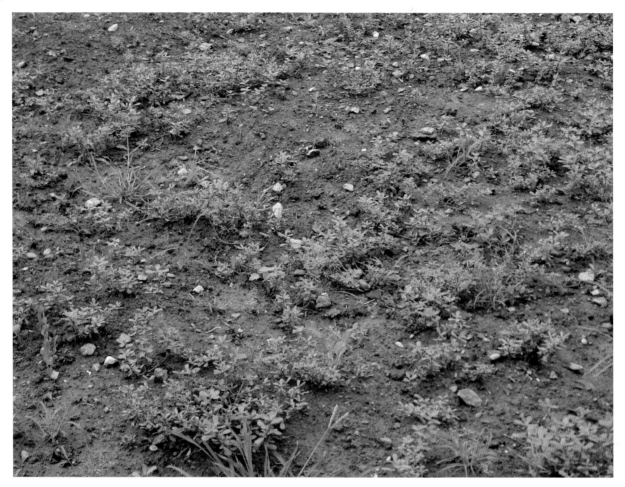

马齿苋生境 *Portulaca oleracea*

马齿苋

马齿苋 Machixian

⊙来　源

马齿苋为马齿苋科(Portulacaceae)植物马齿苋的地上部分。

⊙原植物

马齿苋 *Portulaca oleracea* L. 别名:猪母菜（福建），瓜子菜（广西、广东）。

一年生草本。植物体肉质。茎多分枝，平卧地面，淡绿色，有时成暗红色。单叶，互生，有时为对生，扁倒卵形，先端钝圆或截形，全缘，肉质，长1～2.5cm，光滑，无毛。花3～8朵，黄色，顶生枝端。总苞片4～5，三角状卵形，先端具细尖。萼片2，绿色，基部与子房合生。花瓣5，倒卵状长圆形，具凹头，下部结合。雄蕊8～12，基部合生。子房半下位，卵形。花柱单1，柱头5裂，花柱连同柱头长于雄蕊。果为盖裂的蒴果。种子多数，黑褐色，肾状卵圆形。花期5～8月，果期7～9月。

⊙生境分布

生于田野、路旁及荒地。分布于全国各省、区。

⊙采收加工

夏、秋季植株生长茂盛,花盛开时,选择晴天割取地上部分或拔取全草,将根除去,洗净泥土,用开水略烫,取出晒干。

⊙药材性状

全草常皱缩卷曲成团。茎圆柱形,长10～30cm,直径1～2mm,黄褐色至棕黑色,常扭曲,有纵沟纹。叶易破碎脱落,完整叶倒卵形,绿褐色,长1～2.5cm,宽0.5～2.5cm。茎端有小形蒴果,长约5mm,盖如小帽状,内有多数黑色小种子。气微,味微酸而带粘性。

⊙炮制及饮片

除去杂质,洗净,稍润,切段,晒干。

⊙性味功能

味酸,性寒。有清热解毒,凉血,止痢的功能。

⊙主治用法

用于肠炎、菌痢、疔疮肿毒、蛇虫咬伤、痔疮肿痛,湿疹,急性、亚急性皮炎,带状疱疹,产后及功能性子宫出血,阑尾炎。用量9～15g;鲜品30～150g。水煎服或鲜品捣汁内服。外用适量,干品研末或鲜品捣烂敷患处。

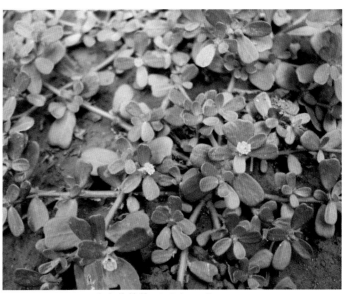

马齿苋植株 *Portulaca oleracea*

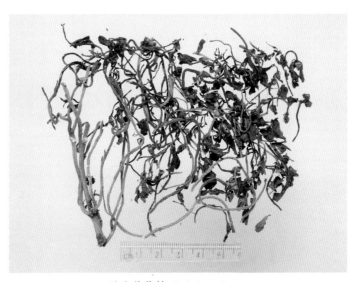

马齿苋药材 *Portulaca oleracea*

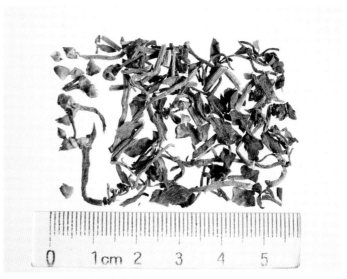

马齿苋饮片 *Portulaca oleracea*

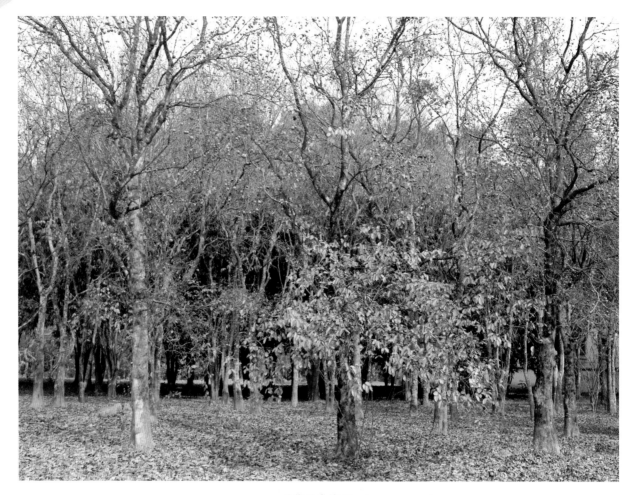

马钱子生境 *Strychnos nux-vomica*

马钱子

马钱子 Maqianzi

⊙来　源

马钱子为马钱科（Loganiaceae）马钱子的种子。

⊙原植物

马钱子 *Strychnos nux-vomica* L.

乔木，高可达25m。树干直立，粗壮。树皮灰色。枝条幼时被微毛，老枝脱落。叶对生，叶柄长5～12mm圆形至宽椭圆形；长5～18cm,宽4～13cm，先端渐尖或急尖，基部圆形，有时浅心形，全缘，上面深绿色，下面淡绿色，均光滑无毛；基出脉3～5条，具网状横脉。圆锥状聚伞花序腋生，长3～6cm，直径2.5～5cm花序梗和花梗被微毛；花较小，灰白色，长约13mm，花萼绿色，5裂，裂片卵形，外面密被短柔毛；花冠管比花冠裂片长，外面无毛，内面仅花冠筒近基部被长柔毛；雄蕊5，着生于花冠筒喉部，花丝极短，花药椭圆形，长1.7mm；子房卵形，无毛，花柱圆柱形，长约10mm，无毛，柱头头状。浆果圆球形，直径 2~5cm，熟时橙黄色，种子 2~5，圆盘形，表面灰黄色，密被银色绒毛。花期春夏两季，果期 8 月至翌年 1 月。

⊙生境分布

生于山地林中。有栽培。分布于福建、台湾、广东、广西、云南等省、自治区。

⊙采收加工

秋季果实成熟时，摘取果实，取出种子，洗净果肉，晒干。

⊙药材性状

呈钮扣状圆板形，直径 1.5~3cm，厚 0.3~0.6cm，常一面隆起，一面稍凹下，表面密被灰棕或灰绿色绢状茸毛，自中间向四周呈辐射状排列，有丝样光泽。边缘稍隆起，较厚，有突起的珠孔，底面中心有突起的圆点状种脐。质坚硬，平行剖面可见淡黄白色胚乳，角质状，子叶心形，叶脉 5~7 条。无臭，味极苦。

⊙炮制及饮片

生马钱子 除去杂质。

制马钱子 取净马钱子，用炒烫的砂烫至鼓起并显棕褐色或深棕色。

⊙性味功能

味苦，性寒，有大毒。有通络散结，祛风止痛，消肿化淤的功能。

⊙主治用法

用于肢体软瘫，小儿麻痹后遗症，类风湿性关节痛，跌打损伤，痈疽。炮制后入丸散用。不宜多服、久服；高血压、动脉硬化、肝肾功能不全、癫痫及孕妇禁服。用量 0.3~0.6g。

马钱子果枝 *Strychnos nux-vomica*

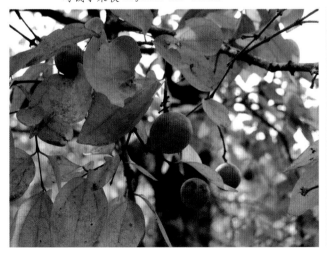

生马钱子 *Strychnos nux-vomica*

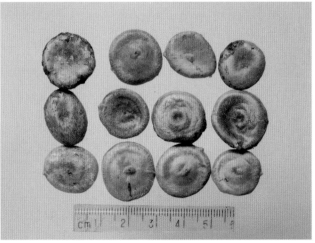

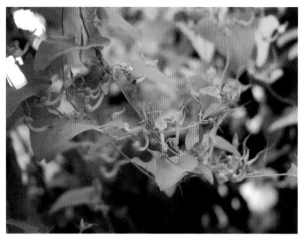

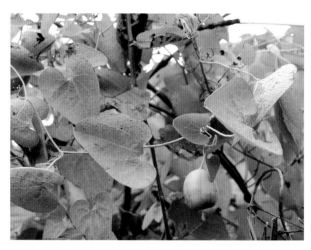

北马兜铃花枝 *Aristolochia contorta*

北马兜铃果枝 *Aristolochia contorta*

马兜铃

马兜铃 Madouling

◉来源

马兜铃为马兜铃科（Aristolochiaceae）植物北马兜铃和马兜铃的果实。

◉原植物

1. 北马兜铃 *Aristolochia contorta* Bge. 别名：臭铃铛，土青木香。

多年生缠绕草本，茎长达2m以上。根圆柱形，有香气。茎有棱，揉后有臭气。叶互生，叶柄长2～7cm；叶三角状心形至宽卵状心形，长4～13cm，宽3～10cm，先端钝或钝尖，基部深心形，全缘。花3～10朵簇生于叶腋，花被喇叭状，绿紫色；花梗长1～2cm；小苞片卵形，有长柄；花被管基部膨大呈球形，中部管状，上部扩大成喇叭状，先端长尖尾；雄蕊6，贴生于花柱体周围；子房下位，6室。蒴果宽倒卵形，或

马兜铃花枝 *Aristolochia debilis*

马兜铃果枝 *Aristolochia debilis*

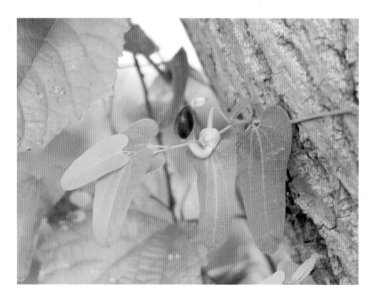

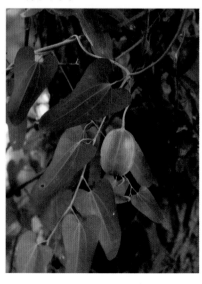

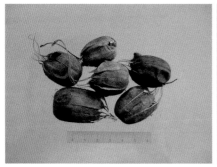
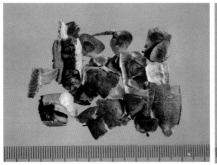
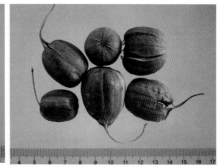

马兜铃药材
（北马兜铃 *Aristolochia contorta*）

马兜铃饮片
（北马兜铃 *Aristolochia contorta*）

马兜铃药材
（马兜铃 *Aristolochia debilis*）

椭圆状倒卵形，长约6cm，直径约4cm，有6棱，熟时向上裂开成6瓣，至果梗裂成6丝状。种子多数，扁三角形，边缘有膜质宽翅。花期6～7月。果期9～10月。

2. 马兜铃 *Aristolochia debilis* Sieb. et Zucc. 别名：南马兜铃。

本种植物与北马兜铃的区别：茎上部少分枝。叶三角状狭卵形或三角状宽卵形，长3～8cm，宽2～4.5cm，中上部渐狭，先端钝或微凹，基部心形，两侧呈圆耳状。花单生于叶腋；花被暗紫绿色，基部管状，管内生细柔毛，先端渐尖；雄蕊贴生于花柱顶端；子房圆球状。蒴果球形或长圆形。花期7～8月。果期9～10月。

⊙生境分布

北马兜铃生于林缘、溪流旁、路边或山坡灌木丛中。分布于东北、华北及陕西、宁夏、甘肃、河南、山东、江西、湖北等省、自治区。马兜铃分布于河南、山东、江苏、安徽、浙江、江西、湖北、湖南、广西、四川等省、自治区。

⊙采收加工

秋季果实由绿变黄时，连果柄摘下，晒干。

⊙药材性状

1. 北马兜铃 蒴果长圆形或倒卵形，长3～4.5cm，宽2～3cm，上端中央微凹，基部有长果柄。表面暗绿色或黄棕色，有纵棱6条，果实熟时开裂为6果瓣，直到果柄，与果瓣相连，每果瓣中央有一波状弯曲背缝线，果实6室，每室有多数平叠排列种子；种子倒三角形，四面延伸成翅；果瓣上部种子长稍大于宽，中部种子的种仁椭圆形，果皮较脆。气微，味淡。

2. 马兜铃 蒴果球形或长圆形，基部钝圆，长2～3.5cm，宽2.3～3cm，果柄长2.5～4.5cm。果瓣上、中部种子宽稍大于长，种仁心形。

马兜铃饮片
（马兜铃 *Aristolochia debilis*）

蜜马兜铃
（北马兜铃 *Aristolochia contorta*）

蜜马兜铃
（马兜铃 *Aristolochia debilis*）

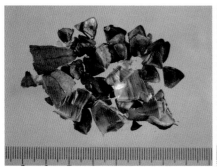
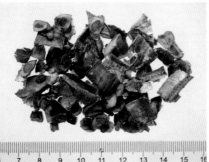
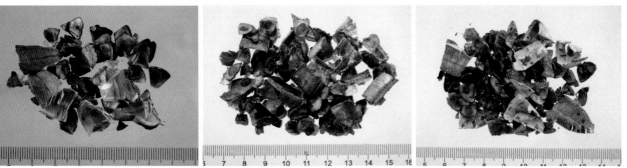

⊙炮制及饮片

马兜铃 除去杂质，筛去灰屑，搓碎。

蜜马兜铃 取净马兜铃，加适量蜂蜜，炒至不粘手。

⊙性味功能

味苦，性寒。有清肺祛痰，止咳平喘，清肠消痔的功能。

⊙主治用法

用于肺热喘咳，痰中带血，肠热痔血，痔疮肿痛。用量3～9g。

混伪品

一、百合科植物百合、野百合、麝香百合、岷江百合、大百合的果实性状与马兜铃近似，偶见混用。多种植物间区别见如下检索表：

1. 花被基部膨大呈球形，中部管状，上部扩大成喇叭状

2. 檐部舌片先端具长2～3cm线形弯扭长尾尖⋯⋯⋯⋯⋯⋯⋯⋯⋯⋯⋯⋯⋯⋯⋯⋯⋯⋯⋯北马兜铃 *Aristolochia contorta*

2. 檐部舌片先端渐尖、短尖或钝 ⋯⋯⋯⋯马兜铃 *Aristolochia debilis*

1. 花喇叭形

3. 叶心形⋯⋯⋯⋯⋯⋯⋯⋯大百合 *Cardiocrinum giganteum*

3. 叶线形、披针形或倒卵形

4. 蜜腺两侧有乳头状突起；花丝中部以下密被柔毛。

5. 叶披针形、窄披针形或线形⋯⋯⋯⋯野百合 *Lilium brownii*

5. 叶倒披针形或倒卵形⋯⋯⋯⋯百合 *Lilium brownii* var. *viridulum*

4. 蜜腺两侧无乳头状突起。

6. 叶线形，宽2～3mm⋯⋯⋯⋯⋯⋯岷江百合 *Lilium regale*

6. 叶披针形或长圆状披针形，宽0.6～1.8cm⋯⋯⋯⋯麝香百合 *Lilium longiflorum*

二、植物百合的鳞茎为药材"百合"（见"百合"项）。

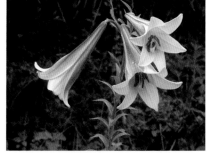

野百合 *Lilium brownii*

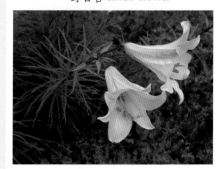

岷江百合 *Lilium regale*

麝香百合 *Lilium longiflorum*　　百合 *Lilium brownii* var.*viridulum*　　大百合 *Cardiocrinum giganteum*

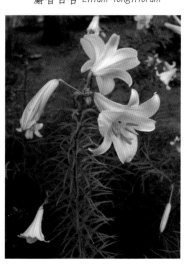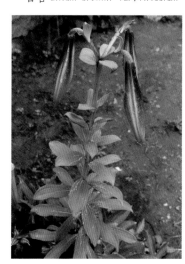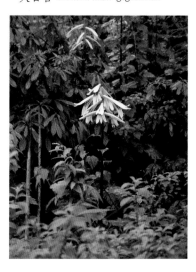

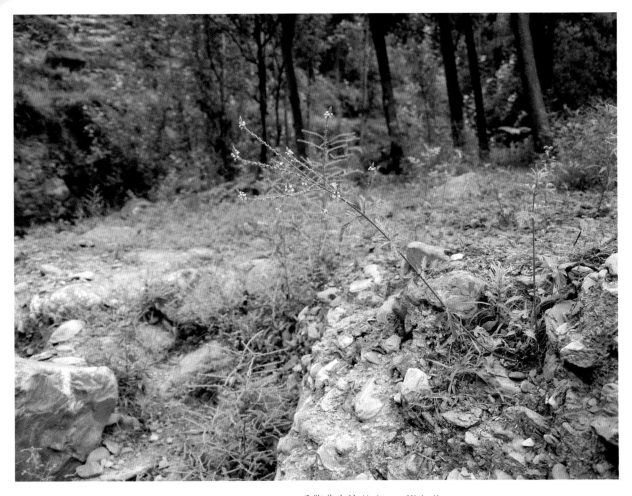

马鞭草生境 *Verbena officinalis*

马鞭草

马鞭草 Mabiancao

◎来　源

马鞭草为马鞭草科（Verbenaceae）植物马鞭草的地上部分。

◎原植物

马鞭草 *Verbena officinalis* L. 别名：铁马鞭，马鞭子，蜻蜓草。

多年生草本，高30～120 cm。茎方形，节及棱上被硬毛。叶对生，近无柄，叶片卵圆形至倒卵形或长圆状披针形，长2～8cm，宽1～5cm，基生叶的边缘常有粗锯齿及缺刻，茎生叶多数3深裂，裂片边缘有不规则的粗锯齿，两面均被硬毛，尤以下面的脉上为多。穗状花序细长，果期可达25cm，顶生及腋生；每朵花下有1枚卵状钻形的苞片；花萼管状，长约2mm，膜质，5齿裂；花冠管状，淡紫色至蓝色，长4～8mm，5裂，近二唇形；雄蕊4，着生在花冠管的中部，二强，花丝短；子房上位，4室。蒴果长圆形，外果皮薄，成熟时四瓣裂。花期6～8月，果期7～11月。

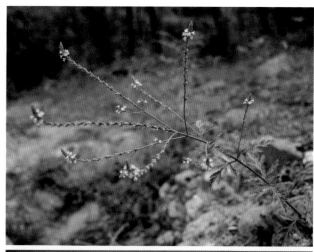

马鞭草 Verbena officinalis

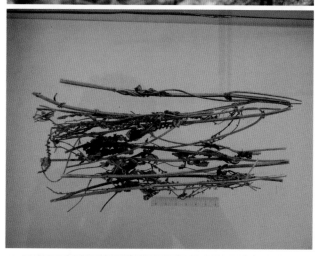

马鞭草药材 Verbena officinalis

⊙生境分布

生于路旁、田野、山坡、溪边或村落附近。分布于山西、江苏、安徽、浙江、江西、福建、湖北、湖南、广东、广西、陕西、甘肃、新疆、四川、贵州、云南、西藏等省区。

⊙采收加工

7～10月间开花时采收，割取地上部分，除净杂质，晒干或鲜用。

⊙药材性状

茎呈方柱形，直径2～4 cm，多分枝，四面有纵沟，长0.5～1 m；表面灰绿色至黄绿色，粗糙；质硬而脆，断面有髓或中空。叶对生，皱缩，多破碎，绿褐色，完整者展平后叶片3深裂，边缘有锯齿。穗状花序细长，有小花多数。无臭，味苦。

⊙炮制及饮片

除去残根及杂质，洗净，稍润，切段，晒干。

⊙性味功能

味苦，性微寒。有凉血，破血，通经，利水消肿，清热解毒的功能。

⊙主治用法

用于经闭，腹部肿块，水肿腹胀，湿热黄疸，痢疾，疟疾，白喉，咽喉肿痛，痈肿，疮毒。用量4～9g。孕妇忌服。

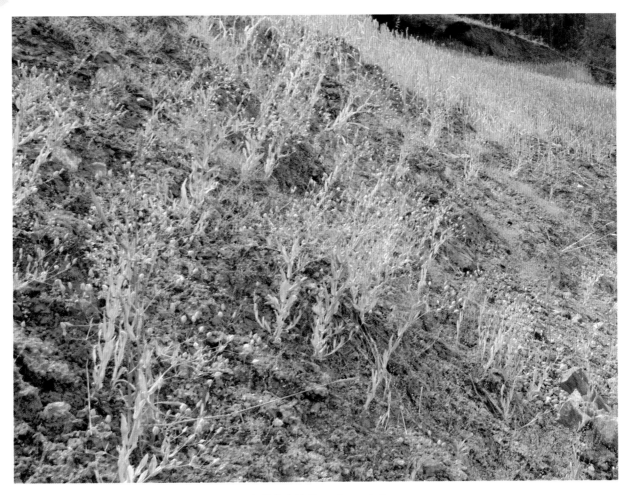

麦蓝菜生境 *Vaccaria segetalis*

王不留行

王不留行 Wangbuliuxing

⊙来　源

王不留行为石竹科(Caryophyllaceae)植物麦蓝菜的成熟种子。

⊙原植物

麦蓝菜 *Vaccaria segetalis* (Neck.) Garcke　别名：王不留行，不留子。

一年生草本，高30~70cm。全株光滑无毛，淡绿色或灰绿色，稍有白粉。茎直立，圆筒状，中空，上部叉状分枝，节稍膨大。叶对生，无柄；叶卵状披针形或卵状椭圆形，长2~7cm，宽1.5~3cm，先端急尖或渐尖，基部圆形或近心形，微连合抱茎，全缘，两面均粉绿色，背面主脉隆起，侧脉不明显。二歧聚伞花序顶生成伞房状，花梗细长；总苞片及小苞片均2片，叶状，对生；萼筒卵状圆筒形，有5条绿色宽脉，有5棱，先端5齿裂，花后基部稍增大；花瓣5，淡红色，倒卵形，长14~17mm，先端有不整齐小齿，基部有长爪，喉部无鳞片；雄蕊10，藏于萼筒内，花药丁字形着生，花丝不伸出花冠外；子房上位，长卵形，1室，花柱2。蒴果卵形，4齿裂，包于宿萼内，成熟后，先端十字开裂。种子多数，球形，黑色。花期4~5月。果期6月。

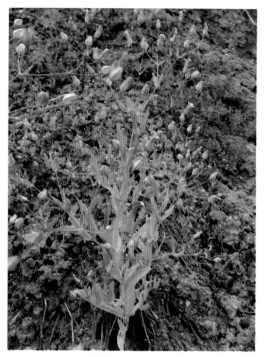

麦蓝菜 *Vaccaria segetalis*

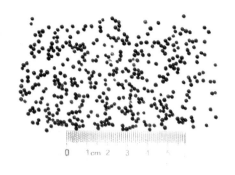

王不留行 *Vaccaria segetalis*

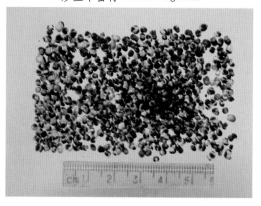

炒王不留行 *Vaccaria segetalis*

⊙生境分布

生于山地、路旁及丘陵地带的荒地上，以麦田中生长最多。分布于东北、华北、华东及陕西、甘肃、新疆、河南、湖北、湖南、云南、四川等省、自治区。

⊙采收加工

夏季果实成熟、果皮尚未开裂时采割植株，晒干，打下种子，除去杂质，再晒干。

⊙药材性状

种子圆球形，直径1.5～2mm。黑色，少有红棕色，稍有光泽，有细密颗粒状突起，有浅色种脐及凹陷的纵沟。质坚硬，难破碎。去种皮有白色胚乳，胚环状弯曲，子叶2。无臭，味微涩苦。

⊙炮制及饮片

王不留行 除去杂质。

炒王不留行 取净王不留行，炒至大多数爆开。

⊙性味功能

味苦，性平。有活血通经，催生下乳，消肿敛疮的功能。

⊙主治用法

用于乳汁不下，经闭，痛经，乳痈肿痛。用量4.5～9g，水煎服。

 混伪品

南方各地习惯于使用桑科植物薜荔 *Ficus pumila* 的干燥果实。

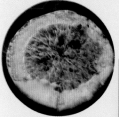

薜荔果鲜切面
Ficus pumila

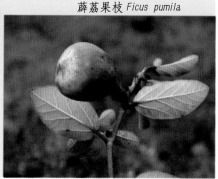

薜荔果枝 *Ficus pumila*

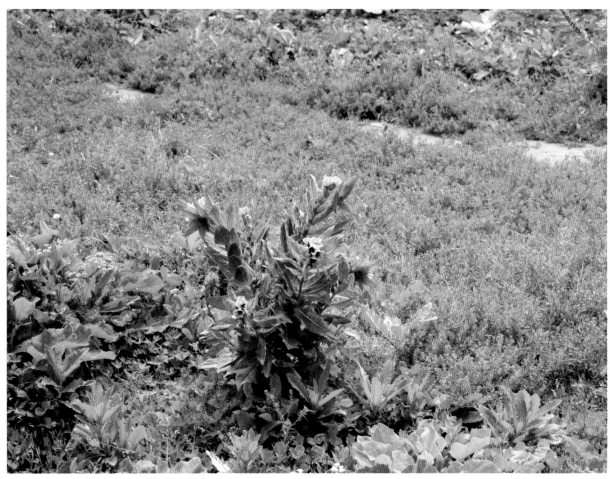

莨菪生境 *Hyoscyamus niger*

天仙子

天仙子 Tianxianzi

⊙ 【来源】

本品为茄科（Solanaceae）植物莨菪的种子。

⊙ 【原植物】

莨菪 *Hyoscyamus niger* L. 别名：山烟。

一年生或二年生草本，高达1m。根较粗壮。地上部分生白色粘腺毛，有强烈臭气。茎直立，基部木质化，有莲座状叶丛。叶互生，上部叶无柄，基部下延抱茎，叶卵形或长圆形，长4~10cm，宽2~6cm，先端钝或渐尖，边缘有波状齿或羽状浅裂。花单生于茎枝上部的叶腋，偏向一侧；花萼钟形，5浅裂，果期增大成壶状；基部圆形；花萼钟状，黄色，有紫色网纹，顶端5浅裂；雄蕊5，着生于花冠筒的中部，稍伸出花冠外；子房2室，柱头2浅裂。蒴果藏于宿萼内，长卵圆形，成熟时盖裂。种子小，多数，扁肾形，有网纹。花期5月。果期6月。

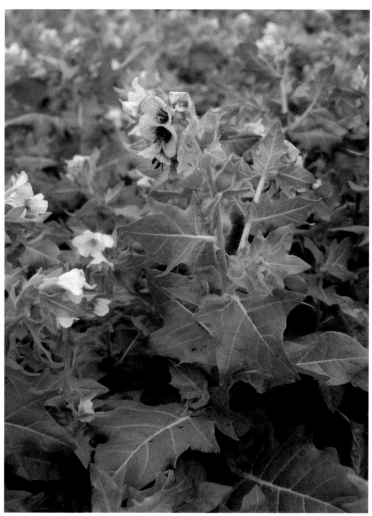

莨菪花株 *Hyoscyamus niger*

天仙子 *Hyoscyamus niger*

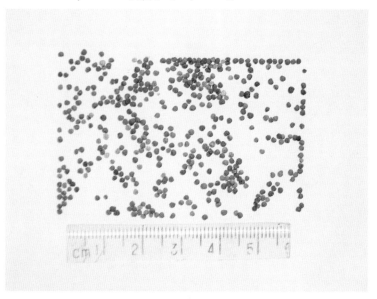

⊙ 【生境分布】

生于村边、田野、路旁等处。有栽培。分布于东北、华北、西北及四川、云南等省区。

⊙ 【采收加工】

夏末秋初果实成熟时，割下地上部分，晒干，打下种子，除净杂质。

⊙ 【药材性状】

本品呈类扁肾形或扁卵形，直径约1mm。表面棕黄色或灰黄色，有细密的网纹，略尖的一端有点状种脐。剖面灰白色，油质，有胚乳，胚弯曲。无臭，味微辛。

⊙ 【性味功能】

有大毒。味苦、辛，性温；有解痉止痛，安神定喘的功能。。

⊙ 【主治用法】

用于胃痉挛疼痛，喘咳，癫狂。用量：0.06～0.6g。

【附注】
《Flora of China》及《中国高等植物》将小天仙子*Hyoscyamus bohemicus* F. W. Schmidt修订为莨菪*Hyoscyamus niger* L.的异名，许多中药学著作将小天仙子作为药材天仙子的另一基源植物记载。

天仙藤

天仙藤　*Tianxianteng*

⊙ 来　源

天仙藤为马兜铃科(Aristolochiaceae)植物北马兜铃或马兜铃的干燥地上部分。

⊙ 原植物

1. 北马兜铃 *Aristolochia contorta* Bge.（见"马兜铃"项）。

2. 马兜铃 *Aristolochia debilis* Sieb. et Zucc.（见"马兜铃"项）。

⊙ 生境分布

（见"马兜铃"项）。

⊙ 采收加工

霜降前未落叶时割取地上部分，除去杂质，扎小捆晒干。

⊙ 药材性状

茎呈细长圆柱形，略扭曲，直径1～3mm；表面黄绿色或淡黄褐色，有纵棱及节，节间不等长；质脆，易折断，断面有数个大小不等的维管束。叶互生，多皱缩、破碎，完整叶片展平后叶片三角状长圆形、长圆卵形或卵状披针形，暗绿色或淡黄褐色，基生叶脉明显，叶柄细长。气清香，味淡。

⊙ 炮制及饮片

除去杂质，切段。

⊙ 性味功能

味苦，性温。有行气化湿，活血止痛，利水消肿的功能。

⊙ 主治用法

用于脘腹刺痛，疝气痛，关节痹痛，妊娠水肿，产后血气腹痛。用量4.5～9g。

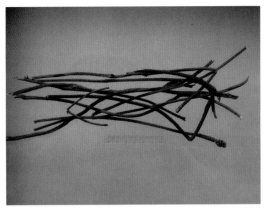

天仙藤（北马兜铃 *Aristolochia contorta*）

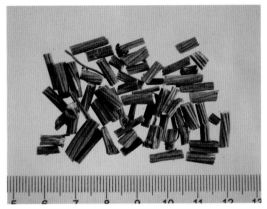

天仙藤饮片（北马兜铃 *Aristolochia contorta*）

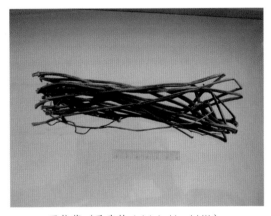

天仙藤（马兜铃 *Aristolochia debilis*）

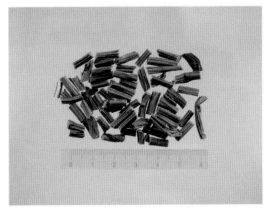

天仙藤饮片（马兜铃 *Aristolochia debilis*）

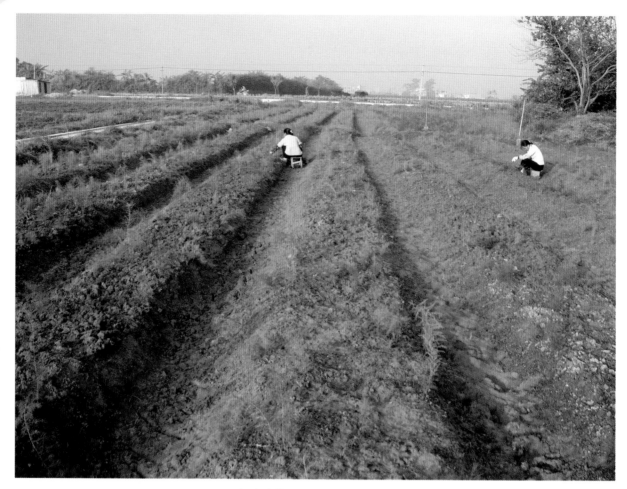

天门冬种植园 *Asparagus cochinchinensis*

天门冬

天门冬 Tianmendong

⊙ 来　源

天门冬为百合科（Liliaceae）植物天门冬的块根。

⊙ 原植物

天门冬 *Asparagus cochinchinensis* (Lour.) Merr.别名：小叶青，乳薯。

多年生攀援草本，全体光滑无毛。根稍肉质，于中部或近末端纺锤状或长椭圆状膨大，膨大部分长4～10 cm，粗1～2cm，外表灰黄色。茎细长，常扭曲，长1～2米，多分枝，分枝具棱或狭翅。叶状枝常3枚成簇，生于叶腋，扁平或略呈锐三角形，镰刀状。叶鳞片状，顶端长尖，基部具硬刺，茎上的刺长约3mm，而在分枝上刺较短或不明显。 雌雄异株，花常2朵腋生，淡绿色，黄白色或白色；花梗长2～6mm；雄花花被片6，雄蕊稍短于花被，花丝不贴生于花被片上；雌花与雄花等大，具6枚退化雄蕊，子房上位，柱头3裂。浆果球形，直径6～7mm，成熟时红色，具种子1枚。花期5～6月，果期10～12月。

⊙ 生境分布

生于山坡，路旁，林下。分布于河北、河南、山西、江苏、安徽、浙江、江西、福建、台湾、湖北、湖南、广东、广西、陕西、甘肃、四川、贵州、云南等省区。

⊙ 采收加工

秋、冬季采挖块根，洗净，用水煮或蒸至皮裂，剥去外皮，晒干或烘干。

⊙ 药材性状

天门冬呈长纺锤形，略弯曲，长5～18cm，直径0.5～2cm。表面黄白色至淡黄棕色，半透明，光滑或具深浅不等的纵皱纹，偶有残存的灰棕色外皮。质硬或柔润，有黏性，断面角质样，中柱黄白色。气微，味甜、微苦。

⊙ 炮制及饮片

除去杂质，迅速洗净，切薄片，干燥。

⊙ 性味功能

味甘、苦，性寒。有滋阴润燥，清肺降火的功能。

⊙ 主治用法

用于结核，肺热咳嗽，糖尿病，阴虚津亏，口燥咽干，大便燥结等症。煎服，用量6～15g。

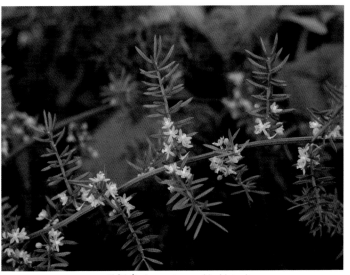

天门冬 Asparagus cochinchinensis

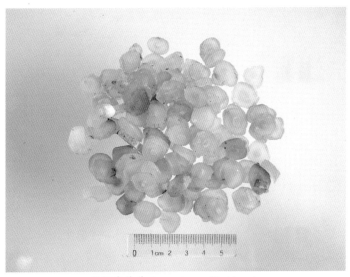

天门冬饮片 Asparagus cochinchinensis

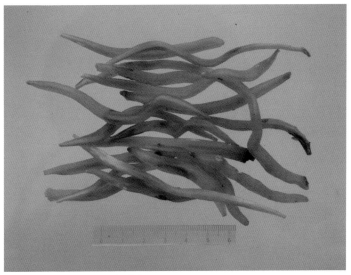

天门冬药材 Asparagus cochinchinensis

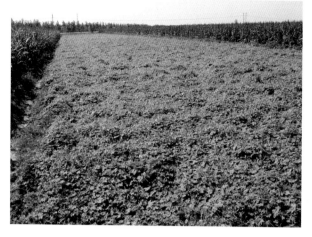
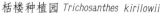

栝楼种植园 Trichosanthes kirilowii

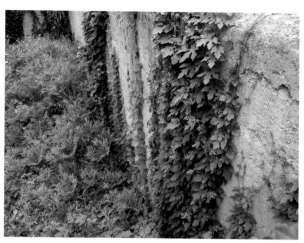

双边栝楼生境 Trichosanthes rosthornii

天花粉

天花粉 Tianhuafen

⊙ 来　源

本品为葫芦科（Cucurbitaceae）植物栝楼或双边栝楼的干燥根。

⊙ 原植物

1. 栝楼　Trichosanthes kirilowii Maxim. 别名：瓜蒌。

多年生攀援草本。块根肥厚，圆柱状，灰黄色。茎多分枝，无毛，长达10余米，有棱槽；卷须2~5分枝。叶近圆形，长宽约8~15cm，常掌状3~7中裂或浅裂，稀为深裂或不裂，裂片长圆形或长圆状披针形，先端锐尖，基部心形，边缘有较大的疏齿或缺刻状，表面散生微硬毛；叶柄长3~7cm。花单性，雌雄异株；雄花3~8朵，顶生总梗端，有时具单花，总梗长10~20cm；雌花单生；苞片倒卵形或宽卵形，长1.5~2cm，边缘有齿；花萼5裂，裂片披针形，全缘，长约1.5cm；花冠白色，5深裂，裂片倒卵形，顶端和边缘分裂成流苏状；雄蕊5，花丝短，有毛，花药靠合，药室S形折曲；雌花子房下位，卵形，花柱3裂。果卵圆形至近球形，长8~10cm，直径5~7cm，黄褐色，光滑；种子多数，扁平，长椭圆形，长约1.5cm。花期7~8月，果期9~10月。

栝楼雄花枝 Trichosanthes kirilowii

栝楼果枝 Trichosanthes kirilowii

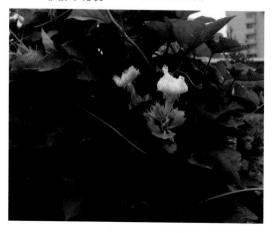

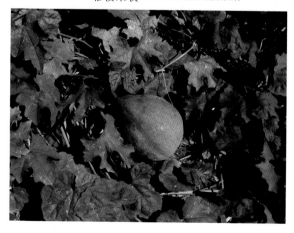

2. 双边栝楼 *Trichosanthes rosthornii* Herms.

似"栝楼",区别点为：叶片3～7深裂,通常5深裂,几达基部,裂片线状披针形、披针形至倒披针形,先端渐尖,基部心形。种子卵状椭圆形,扁平,褐色,具明显的棱线。

⊙ 生境分布

栝楼生于山坡草丛、林缘半阴处,有栽培,分布于华北及陕西、甘肃、河南、山东、江苏、安徽、浙江、江西、湖南、湖北、贵州、四川等省。双边栝楼生于海拔850～1450米的山坡疏林或路边灌丛中；分布于甘肃东南部、陕西南部、湖北西南部、四川东部和贵州、江西。

⊙ 采收加工

秋、冬二季采挖,洗净,除去外皮,切段或纵剖成瓣,干燥。

⊙ 药材性状

栝楼 呈不规则圆柱形、纺锤形或瓣块状,长8～16cm,直径1.5～5.5cm。表面黄白色或淡棕黄色,有纵皱纹、细根痕及略凹陷的横长皮孔,有的有黄棕色外皮残留。质坚实,断面白色或淡黄色,富粉性,横切面可见黄色木质部,略呈放射状排列,纵切面可见黄色条纹状木质部。无臭,味微苦。

双边栝楼 似"栝楼",但常带灰棕色外皮,有稍似网状的纵纹,断面淡灰黄色,近粉性或稍纤维性。味苦而涩。

⊙ 炮制及饮片

略泡,润透,切厚片,干燥。

⊙ 性味功能

味甘、苦,性寒。有清热生津,消肿排脓的功能。

⊙ 主治用法

用于热病口渴,消渴,肺热燥咳,黄疸,乳痈,痔瘘等。用量9～30g。孕妇忌服。

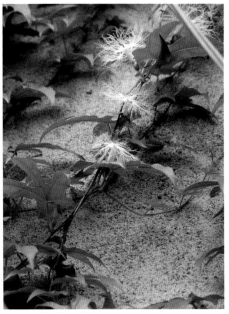
双边栝楼雌花枝 *Trichosanthes rosthornii*

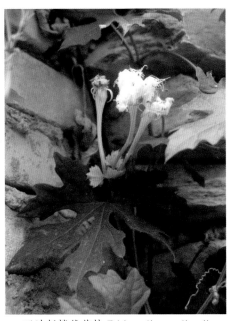
双边栝楼雄花枝 *Trichosanthes rosthornii*

天花粉药材（栝楼 *Trichosanthes kirilowii*）
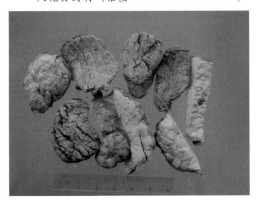

天花粉饮片（栝楼 *Trichosanthes kirilowii*）
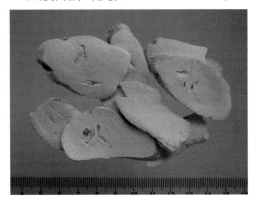

天南星

天南星 Tiannanxing

⊙ 来 源

　　天南星为天南星科(Araceae)植物一把伞南星、异叶天南星或东北天南星的干燥块茎。

⊙ 原植物

　　1.一把伞南星　*Arisaema erubescens* Schott. 别名：山苞米，一把伞。

　　多年生草本。块茎扁球形。叶1枚；小叶片7～23，轮生于叶柄顶端；小叶片线形、披针形或倒披针形，顶端细丝状；叶柄长15～25cm。雌雄异株。花序柄短于叶柄，佛焰苞通常绿色或上部带紫色，少有紫色而具白色条纹，管部圆筒形。肉穗花序，包在长筒内，附属器为棍棒状；雄花具短柄，雄蕊2～4；雌花的子房卵圆形。果序柄常下弯，有时为直立；浆果，红色；种子球形。花期5～8月，果期8～9月。

　　2.异叶天南星 *Arisaema heterophyllum* Bl. 别名：独脚莲、狗爪半夏、南星。

　　多年生草本。块茎近球形，直径1.5～4cm，上部扁平，常有侧生小球状块茎。叶常仅1片；叶柄圆柱形，长25～45cm，鞘状；叶片鸟足状分裂，裂片11～19，倒披针形或长圆形，长7～22cm，宽2～6cm，先端渐尖，基部楔形，全缘，中裂片无柄或具短柄，通常比侧裂片短小。花序柄通常比叶柄短；佛焰苞管部长3～8cm，宽1～2.5cm，喉部斜形，边缘稍外卷，檐部卵形或卵状披针形，有时下弯呈盔状；花序轴与佛焰苞分离；雌雄同株或雄花异株，两性花序；附属器细长，鼠尾状，长10～20cm，绿白色，伸出佛焰苞外呈"之"字形上升，基部膨大，雄花部分在上，花疏生，雄花具2~4花药；雌花部分在下，长1~2cm，花密生，子房球形，花柱明显，柱头小。果序近圆锥形，浆果红色，密集；种子1，棒状，黄色，具红色斑点。花期4～5月，果期6～7月。

　　3、东北天南星 *Arisaema amurense* Maxim. 别名：山苞米、天老星、南星。

　　多年生草本。块茎近圆球形。叶1枚，小叶片5（幼叶3），形状变异较大，卵形，卵状椭圆形至宽倒卵形，先端尖，基部楔形，全缘。雌雄异株，花序柄

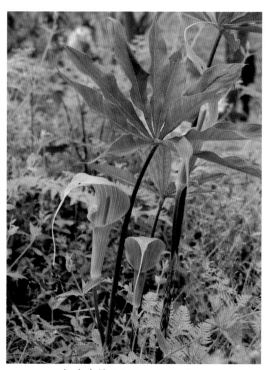

一把伞南星 *Arisaema erubescens*

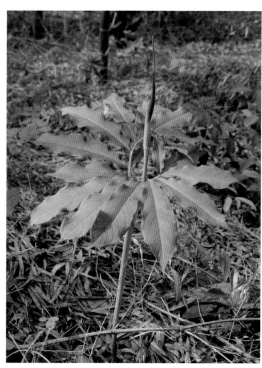

异叶天南星 *Arisaema heterophyllum*

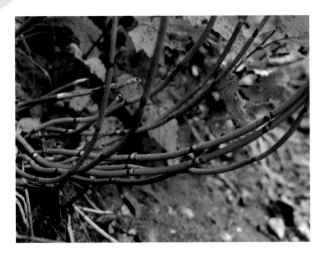

木贼 *Equisetum hiemale*

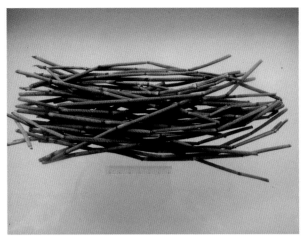

木贼药材 *Equisetum hiemale*

木 贼

木贼 Muzei

⊙ 来　源

木贼为木贼科(Equisetaceae)植物木贼的地上部分。

⊙ 原植物

木贼 *Equisetum hiemale* L. 别名：节骨草，笔头草，锉草。

多年生常绿草本，高50～100cm。根茎黑色，地上茎直立，单一或于基部簇生，中空，直径6～10mm，具棱20～30条，脊上有疣状突起2行，触之有粗糙感，沟中有气孔线。叶鞘筒贴于茎上，长7～10mm，灰绿色，顶部与基部有2黑色圈，鞘齿顶部尾尖早落，成钝头，鞘片背面有棱脊2条，形成浅沟。孢子囊穗生于茎顶，长椭圆形，无柄，长0.7～1.5cm，有小尖头，由多数轮状排列的六角形盾状孢子叶组成，沿孢子叶边缘生数个孢子囊；孢子圆球形，有2条弹丝，"十"字形着生，卷绕在孢子上。夏季生孢子囊穗。

⊙ 生境分布

生于林下湿地、山坡、山谷溪旁、沟边、疏林下或杂草地。分布于东北及河北、山西、内蒙古、陕西、甘肃、湖北、新疆和四川等省区。

⊙ 采收加工

夏、秋季割取地上部分，除去杂质，及时晒干或阴干。

⊙ 药材性状

长管状，不分枝，长40～60cm，直径0.2～0.7cm。表面灰绿色或黄绿色，有18～30条纵棱，棱上有多数细小光亮的疣状突起；节明显，节间长2.5～9cm，节上着生筒状鳞叶，叶鞘基部和鞘齿黑棕色，中部淡棕黄色。体轻，质脆，易折断，断面中空，周边有多数圆形的小空腔。气微，味甘淡、微涩，嚼之有沙粒感。

⊙ 炮制及饮片

除去枯茎及残根，喷淋清水，稍润，切段，干燥。

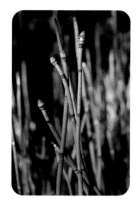

⊙ **性味功能**

味甘、苦，性平。有疏风散热，退翳，止血的功能。

⊙ **主治用法**

用于目赤肿痛，目生云翳，迎风流泪，喉痛，痈肿，便血，血痢，脱肛，崩漏，外伤出血。用量3～9g。水煎服。

木贼孢子囊穗 *Equisetum hiemale*

 混伪品

同属植物笔管草、节节草、问荆常被误采，它们的区别点见如下检索表：

1. 繁殖茎与营养茎同型

2. 茎单一不分枝。鞘基部和鞘齿成2黑色圈，具棱脊20～30条，脊上有2排疣状物……………木贼*Equisetum hiemale*

2. 茎有分枝。鞘齿基部仅1黑色圈或不明显，具棱脊6～20～30条，脊上有1排疣状物。

3. 主茎鞘筒长与径略等，鞘肋背面平坦，鞘齿膜质，有长尾尖，基部平截，有1黑色细圈…………………………………………………………………………………笔管草*Equisetum debilis*

3. 主茎鞘筒长为径之2倍，鞘肋背面圆形，顶部膜质，基部隆起成弧形…………………………………………………………………………………节节草*Equisetum ramossismum*

1. 茎二型，孢子茎无叶绿素，春季萌生，营养茎绿色，各枝有轮生的枝……………问荆*Equisetum arvense*

笔管草孢子囊穗 *Equisetum debilis*

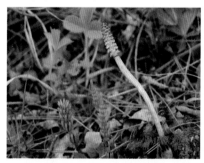

节节草 *Equisetum ramossismum*

问荆孢子囊穗 *Equisetum arvense*

笔管草 *Equisetum debilis*

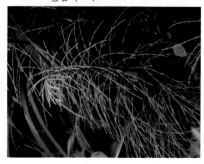

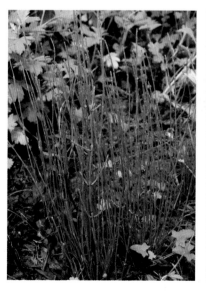

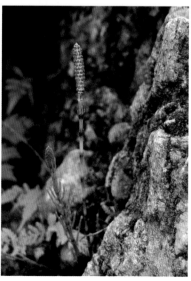

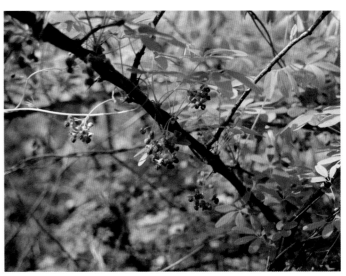

木通花枝 *Akebia quinata*

木通

木通 Mutong

⊙ 【来源】

木通为木通科(Lardizabalaceae)植物木通、三叶木通或白木通的干燥藤茎。

⊙ 【原植物】

1. 木通 *Akebia quinata* (Thunb.) Decne.，参见"预知子"项。

2. 三叶木通 *Akebia trifoliata* (Thunb.) Koidz.，参见"预知子"项。

3. 白木通 *Akebia trifoliata* (Thunb.) Koidz. var. *australis* (Diels) Rehd.，参见"预知子"项。

⊙ 【生境分布】

参见"预知子"项。

⊙ 【采收加工】

全年均可采收，晒干。

⊙ 【药材性状】

圆柱形，扭曲，直径0.2～1.5cm。表面灰色、灰棕色或暗棕色，有不规则纵沟纹，节部澎大。质坚韧，难折断。断面木质部淡黄色，射线浅黄色。气微，味微苦。

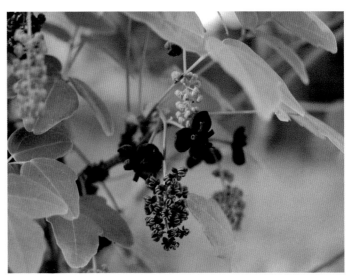

白木通花枝 *Akebia trifoliata* var. *australis*

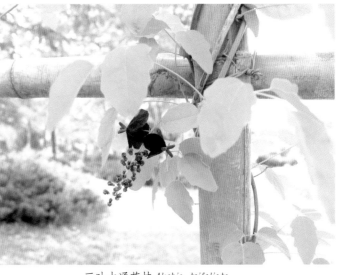

三叶木通花枝 *Akebia trifoliata*

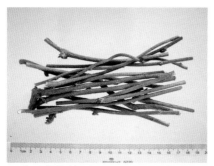

木通药材(木通 *Akebia quinata*)

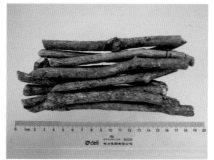

木通药材(三叶木通 *Akebia trifoliata*)

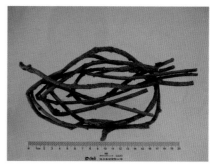

木通药材(白木通
Akebia trifoliata var. *australis*)

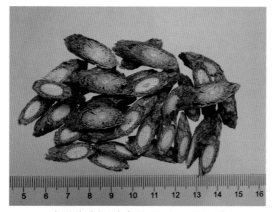

木通饮片(三叶木通 *Akebia trifoliata*)

⊙ 【炮制及饮片】

洗净，润透，切厚片。

⊙ 【性味功能】

味淡、苦，性寒。有清热利尿，通经下乳，镇痛，排脓的功能。

⊙ 【主治用法】

用于泌尿系感染，小便不通，关节痹痛，经闭乳少，月经不调，白带。用量3~6g。

【附注】

《Flora of China》及《中国高等植物》将白木通学名 Akebia trifoliata var. australis 修订为 Akebia trifoliata subsp. australis。

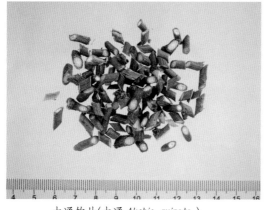

木通饮片(木通 *Akebia quinata*)

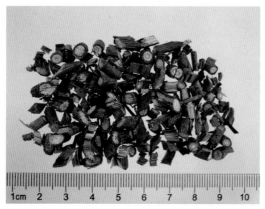

木通饮片(白木通 *Akebia trifoliata* var. *australis*)

 混伪品

参见"川木通"项。

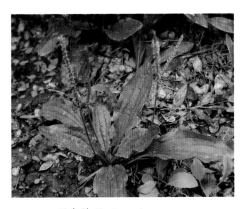

平车前 *Plantago depressa*

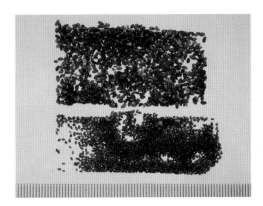

车前种子（上）*Plantago asiatica* 平车前种子（下）*Plantago depressa*

⊙ 生境分布

车前生于平地、沟边、河岸湿地，田边、路旁或村边空旷处。分布于全国大部分地区。平车前生于平原、山坡、路旁等，分布于全国各地。

⊙ 采收加工

8～9月果穗成熟时摘下，晒干，搓出种子，除去杂质。

⊙ 药材性状

1. 车前：种子长圆形，稍扁，或近三角形，边缘较薄，长1.1～1.8～2.2mm，宽0.65～1.2mm，棕黑色或棕色，稍粗糙不平，中央或一端有灰白色（或黑色）凹陷的点状种脐。切面有乳白色的胚乳及胚。种子放水中，外皮有粘液释出覆盖种子。气微，嚼之稍有粘性。

2. 平车前：种子呈扁的长椭圆形，少数呈类三角形，长0.90～1.75mm，宽0.60～0.98mm。表面黑棕色或棕色，背面略隆起，腹面较平坦，中央有明显的白色凹点状种脐。

⊙ 炮制及饮片

车前子：除去杂质。

盐车前子：取净车前子，炒至起爆裂声时，喷洒盐水，炒干。

⊙ 性味功能

味甘，性寒。有清热利尿，祛痰止咳，凉血明目，解毒的功能。

⊙ 主治用法

用于淋病尿闭，暑湿泄泻，目赤肿痛，视物昏花，痰多咳嗽。用量9～15g，布包入煎剂。孕妇忌服。

混伪品

大车前的须根系
Plantago major

大车前
Plantago major

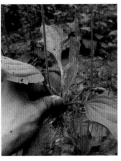

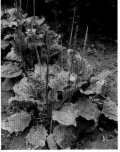

偶见大车前*Plantago major*的种子充当车前子采收，与正种之间区别见以下检索表：

1. 根为须根系
2. 种子(8～)12～24，长0.8～1.2mm⋯⋯⋯⋯⋯⋯大车前 *Plantago major*
2. 种子常5～6，长1.2～2mm⋯⋯⋯⋯⋯⋯车前*Plantago asiatica*
1. 根为直根系⋯⋯⋯⋯⋯⋯⋯⋯⋯⋯⋯⋯平车前*Plantago depressa*

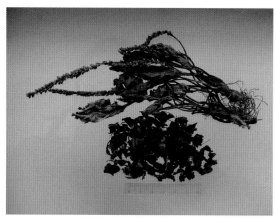

车前草药材及饮片（车前 *Plantago asiatica*）

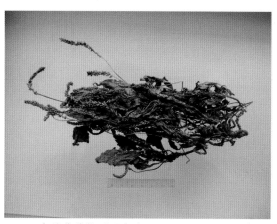

车前草药材（平车前 *Plantago depressa*）

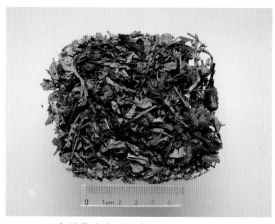

车前草饮片（平车前 *Plantago depressa*）

偶见大车前 *Plantago major* 的干燥全草充当车前草采收使用，与正种之间区别见"车前子"项。

车前草
车前草 Cheqiancao

⊙ 来　源

车前草为车前科(Plantaginaceae)植物车前或平车前的干燥全草。

⊙ 原植物

1. 车前 *Plantago asiatica* L. 参见"车前子"项。

2. 平车前 *Plantago depressa* Willd. 参见"车前子"项。

⊙ 生境分布

参见"车前子"项。

⊙ 采收加工

夏季采挖，除去泥沙，晒干。

⊙ 药材性状

1. 车前：根丛生，须根多数。叶基生，具长柄；叶片皱缩，展平后呈卵状椭圆形或宽卵形；长6～13cm，宽2.5～8cm；表面灰绿色或污绿色，具明显弧形脉5～7条；先端钝或短尖，基部宽楔形，全缘或有不规则波状浅齿。蒴果盖裂，萼宿存。气微香，味微苦。

2. 平车前：主根直而长，圆柱形。叶片较狭，长椭圆形或椭圆状披针形，长5～14cm，宽2～3cm。

⊙ 炮制及饮片

除去杂质，洗净，切段，晒干。

⊙ 性味功能

味甘，性寒。有清热利尿，祛痰，凉血，解毒的功能。

⊙ 主治用法

用于水肿尿少，热淋涩痛，暑湿泻痢，痰热咳嗽，吐血衄血，痈肿疮毒。用量9～30g。

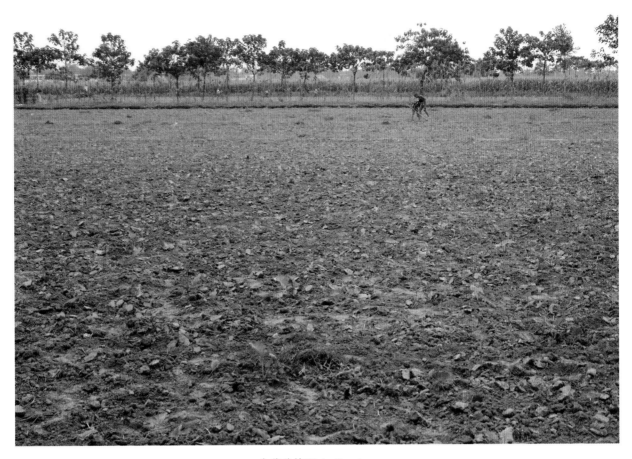

牛蒡种植园 *Arctium lappa*

牛蒡子

牛蒡子 Niubangzi

⊙ 来　源

　　牛蒡子为菊科(Compositae)植物牛蒡的果实。

⊙ 原植物

　　牛蒡 *Arctium lappa* L. 别名：大力子。

　　二年生草本，高1~2m。根粗壮，圆锥形。茎粗壮，带紫色，有纵条棱，上部多分枝，有稀疏乳突状短毛及棕黄色小腺点。基生叶丛生，叶柄长，粗壮,被疏毛，上部叶渐小；茎生叶互生；叶长卵形或广卵形，长20~50cm，宽15~40cm，先端钝，有刺尖，基部心形，全缘或有不整齐波状齿，上面生疏毛，下面密生灰白色短柔毛。头状花序簇生于枝顶或排成伞房状，花序梗长3~7cm，密生细毛；总苞球形，绿色，苞片多数，覆瓦状排列，披针形或线状披针形，先端有软骨质倒钩刺。花紫红色，全为管状花，花冠先端5浅裂；聚药雄蕊5，与花冠裂片互生；子房下位，1室，顶端圆盘状，着生短刚毛状冠毛，花柱细长，柱头2

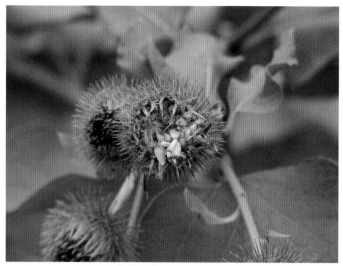

牛蒡果枝 Arctium lappa

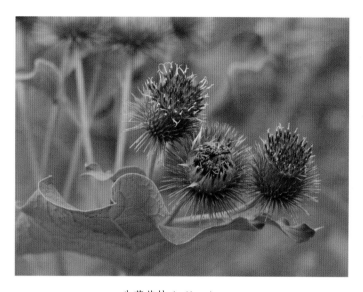

牛蒡花枝 Arctium lappa

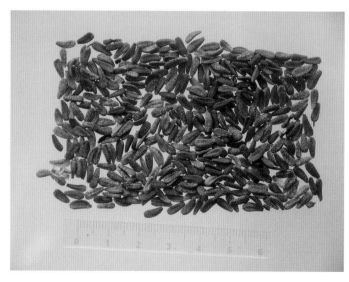

牛蒡子 Arctium lappa

裂。瘦果长圆形或长圆状倒卵形，灰褐色，有纵棱，冠毛短刺状。花期6~8月。果期8~10月。

⊙ 生境分布

生于山野路旁、沟边、荒地、山坡、向阳草地或村镇附近。分布于东北、华北及江苏、安徽、浙江、江西、湖北、湖南、广西、陕西、宁夏、甘肃、青海、新疆、云南、贵州、四川等省区。

⊙ 采收加工

秋季果实成熟时采收果序，晒干，打下果实，除去杂质，再晒干。

⊙ 药材性状

果实长倒卵形，稍扁，微弯，长5~7mm，宽2~3mm。灰褐色或浅灰褐色，有多数细小黑斑及纵棱。顶端钝圆，有一圆环，中心有点状凸起花柱残迹；基部窄，有圆形果柄痕。果皮硬，子叶2，淡黄白色，富油性。无气味，味苦。种子气特异，味苦微辛，外嚼稍麻舌。

⊙ 炮制及饮片

牛蒡子：除去杂质，洗净，干燥。用时捣碎。

炒牛蒡子：取净牛蒡子，至热锅中炒至略鼓起、微有香气。用时捣碎。

⊙ 性味功能

味辛、苦，性寒。有疏散风热，宣肺透疹，消肿，解毒，利咽的功能。

⊙ 主治用法

用于风热感冒，咳嗽痰多，麻疹，风疹，荨麻疹，咽喉肿痛，腮腺炎，痈肿疮毒。用量4.5~9g。水煎服。脾胃虚寒，泄泻者忌服。

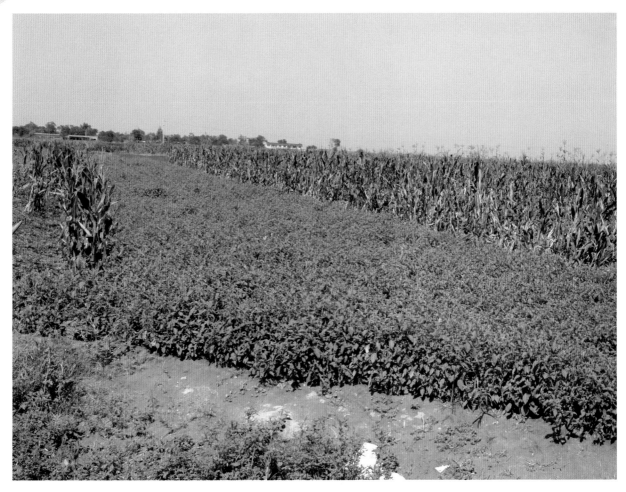

牛膝种植园 *Achyranthes bidentata*

牛膝

牛膝 Niuxi

⊙ 来源

牛膝为苋科(Amaranthaceae)植物牛膝的根。

⊙ 原植物

牛膝 *Achyranthes bidentata* Bl. 别名：怀牛膝，牛筋。

多年生草本，高30～100cm。根圆柱形，淡黄色。茎直立，四棱形，具对生的分枝，节稍膨大，被柔毛。单叶对生，椭圆形或倒卵圆形，少为倒披针形，长5～10cm，宽2～7cm，先端锐尖，基部楔形，全缘，两面被柔毛，具短柄。穗状花序腋生或顶生，花在后期向下折，贴近总花梗。苞片1，膜质，宽卵形，先端突尖成刺；小苞片2，坚刺状，顶端弯曲，基部两侧有卵状膜质小裂片；花被5，绿色，披针形，长4～5mm，顶端急尖，具1中脉，边缘膜质；雄蕊5，花丝下部合生，与退化雄蕊联为杯状；子房1室，倒生胚株1。胞果长圆形，果皮薄，包于宿萼内。种子长圆形，黄褐色。花期8～9月。果期9～10月。

⊙ 生境分布

生于山野路旁或栽培于疏松肥沃土壤。分布于山西、陕西、山东、江苏、浙江、江西、福建、湖南、湖

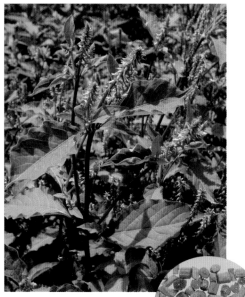

牛膝 Achyranthes bidentata

牛膝饮片 Achyranthes bidentata ▶

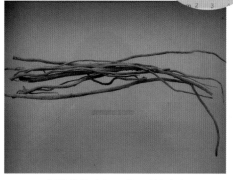

牛膝药材 Achyranthes bidentata

北、四川、贵州、云南等省区。

⊙ 采收加工

冬季茎叶枯萎时采挖，除去须根及泥沙，捆成小把，晒至干皱后，用硫黄熏2次，将顶端切齐，晒干。

⊙ 药材性状

根细长圆柱形，有的稍弯曲，上端稍粗，下端较细，长15～50cm，直径0.4～1cm。灰黄色或淡棕色，有稍扭曲而细微的纵皱纹、横长皮孔及稀疏的细根痕。质硬而脆，易折断，受潮则变柔软，断面平坦，黄棕色，微呈角质样而油润，中心维管束木部较大，黄白色，其外围散有多数点状的维管束，排列成2～4轮。气微，味微甜而稍苦涩。

⊙ 炮制及饮片

牛膝 除去杂质，洗净，润透，除去残留芦头，切段，晒干。
酒牛膝 取净牛膝段，酒炖或酒蒸至酒吸尽。

⊙ 性味功能

味苦、酸，性平。有补肝肾，强筋骨，散瘀血，消痈肿，引血下行的功能。

⊙ 主治用法

用于淋病，尿血，经闭，癥瘕，难产，胞衣不下，产后瘀血腹痛，腰膝酸痛，风湿痹痛，四肢不利，喉痹，高血压等。用量4.5～9g。水煎服。孕妇忌服。制剂不宜作静脉注射，以防溶血。

混 伪 品

与牛膝同属植物我国有3种，柳叶牛膝和土牛膝的根偶尔被混淆采挖，冒充牛膝入药。以下为3种植物的检索表：

1、叶片呈披针形或狭披针形……………………柳叶牛膝 Achyranthes longifolia

1、叶片倒卵形，长椭圆形或椭圆形

2、叶片倒卵形，宽倒卵形；雄蕊5，退化雄蕊与花丝等长，顶端截平呈睫毛状
………………………………………………土牛膝 Achyranthes aspera

2、叶片椭圆形或椭圆形状披针形；雄蕊5，花丝下部合生，与退化雄蕊联为杯状………………………………………………牛膝 Achyranthes bidentata

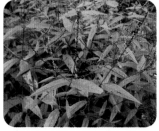

柳叶牛膝 Achyranthes longifolia

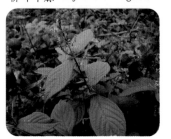

土牛膝 Achyranthes aspera

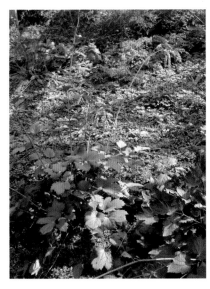 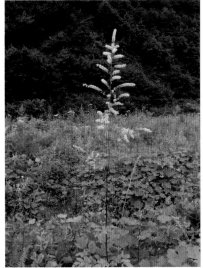 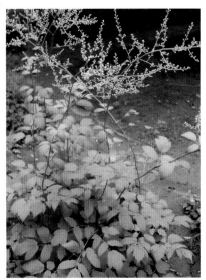

大三叶升麻 Cimicifuga heracleifolia　　　　升麻 Cimicifuga foetida　　　　兴安升麻 Cimicifuga dahurica

升麻

升麻 Shengma

⊙ 来源

升麻为毛茛科(Ranunculaceae)植物兴安升麻、升麻或大三叶升麻的干燥根茎。

⊙ 原植物

1. 升麻 Cimicifuga foetida L. 别名：西升麻，川升麻，绿升麻。

多年生草本。根茎大型，坚实，黑色，有多数内陷的圆洞状老茎残迹。茎直立，高1~2m，圆形，中空，上部分枝。下部叶具长达15cm的叶柄，叶片三角形，2~3回三出羽状全裂；顶生小叶菱形，长7~10cm，宽4~7cm，常浅裂，边缘有锯齿，侧生小叶斜卵形；上面无毛，下面沿脉疏被白色柔毛。茎上部的叶较小，具短柄或近无柄，常一至二回三出羽状全裂。圆锥花序，具分枝3~20条，花序轴和花梗密被灰色或锈色的腺毛及短毛；苞片钻形，比花梗短；花两性；萼片5，花瓣状，倒卵状圆形，白色或绿白色；退化雄蕊位于萼片内面，顶端微凹或二浅裂，能育雄蕊多数；心皮2~5，密被灰色毛。蓇葖果长圆形，被贴伏柔毛，基部渐狭成长2~3mm的柄，顶端有短喙；种子3~8，椭圆形，全体生膜质鳞翅。花期7~9月，果期8~10月。

2. 兴安升麻 Cimicifuga dahurica (Turcz.) Maxim. 别名：北升麻，龙眼根。

与升麻相似，本植物主要特征：顶生小叶宽菱形；圆锥花序多分枝；花单性，雌雄异株，退化雄蕊叉状2深裂，先端有2个乳白色空花药；心皮4~7，离生，疏生灰色柔毛至近无毛。蓇葖果长7~8mm，宽4mm，被贴伏的白色柔毛，顶端近截形。种子3~4，椭圆形，四周及中央生鳞翅。花期7~8月，果期8~9月。

3. 大三叶升麻 Cimicifuga heracleifolia Kom. 别名：窟窿牙根，关升麻。

与升麻相似，本植物主要特征：茎生叶为二回三出复叶，各回小叶均有小叶柄。花两性,蓇葖果无毛或近无毛。

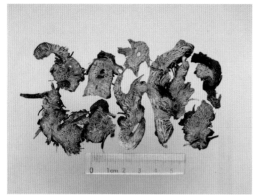

升麻饮片 *Cimicifuga foetida*

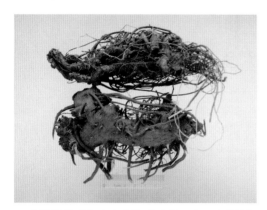

升麻药材（大三叶升麻 *Cimicifuga heracleifolia*）

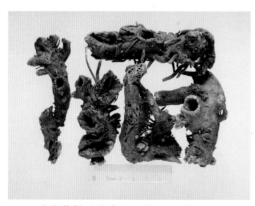

升麻药材（升麻 *Cimicifuga foetida*）

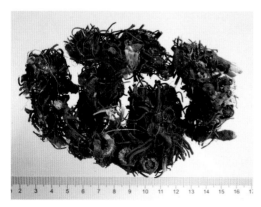

升麻药材（兴安升麻 *Cimicifuga dahurica*）

⊙ 生境分布

兴安升麻生于山地、林缘、灌丛及草地中，分布于东北及河北、山西、内蒙古等省区。升麻生于山地林缘、林中或路旁草丛中，分布于河南西部、山西南部、湖北、陕西、宁夏、甘肃、青海、四川、云南、西藏等省区。大三叶升麻分布于黑龙江、吉林、河北、山西、内蒙古等省、自治区。

⊙ 采收加工

秋季采挖根茎，去泥沙，晒至八、九成干后，燎去或除去须根，晒干。

⊙ 药材性状

1. 升麻　根茎呈不规则块状，分枝较多，长3～13cm，直径0.6～3.5cm。灰棕色至暗棕色，有多数圆形空洞状茎基痕，直径0.4～1cm，须根较多。质坚硬，不易折断，断面不平坦，有裂隙，纤维性，灰黄色。气微弱，味微苦。

2. 兴安升麻　根茎为横生不规则长条块形，稍弯曲，多分枝成条形结节状，长6～15cm，直径1.5～2cm。棕褐色至黑褐色，粗糙不平，有坚硬的细须根残留，上有数个圆形空洞茎基痕，内壁显网状沟纹，下面凹凸不平，具须根痕，断面有放射状沟纹，外皮脱落处有网状维管束纹理。质坚而轻，不易折断，断面黄白色片状中空。气微，味微苦而涩。

3. 大三叶升麻　根茎呈不规则长块状，多分枝呈结节状，长5～20cm，直径2～4(～5)cm。表面灰褐色，粗糙，上有数个圆盘状茎基痕，直径1～3.5cm，圆盘状内壁显网状纹理。体轻质坚，不易折断，断面纤维性，木质部呈放射状纹理，髓部黑褐色。味苦。以个大，质坚，表面黑褐者为佳。

⊙ 炮制及饮片

除去杂质，略泡，洗净，润透，切厚片，干燥。

⊙ 性味功能

味微苦、甘，性微寒。有发表，透疹，清热解毒，升提中气的功能。

⊙ 主治用法

用于风热头痛，齿龈肿痛，咽痛口疮，麻疹不透，胃下垂，久泻，脱肛，子宫脱垂。用量1.5～4.5g。

混伪品

升麻混伪品较多，包括以下多种植物的干燥根茎：单穗升麻、类叶升麻、麻花头、落新妇等。升麻正品及混伪品原植物检索表：

1. 头状花序···麻花头 Serratula centauroides

1. 非头状花序

2. 浆果···类叶升麻 Actaea asiatica

2. 非浆果

3. 雄蕊10；心皮2··落新妇 Astilbe chinensis

3. 雄蕊多数；心皮2~7

4. 花单性，退化雄蕊顶端二裂，具二枚空花药·············兴安升麻 Cimicifuga dahurica

4. 花两性

5. 花序不分枝，有时下部有少数极短分枝··················单穗升麻 Cimicifuga simplex

5. 花序4~20分枝

6. 蓇葖果及心皮密被灰色柔毛；顶生小叶菱形··············升麻 Cimicifuga foetida

6. 蓇葖果及心皮无毛或近无毛····························大三叶升麻Cimicifuga heracleifolia

单穗升麻 Cimicifuga simplex

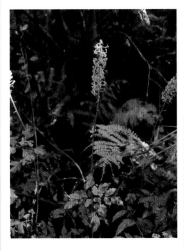

兴安升麻花枝 Cimicifuga dahurica

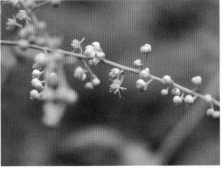

类叶升麻 Actaea asiatica

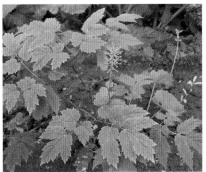

落新妇 Astilbe chinensis

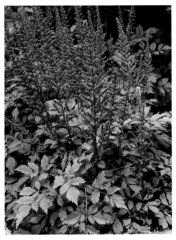

大三叶升麻果枝 Cimicifuga heracleifolia

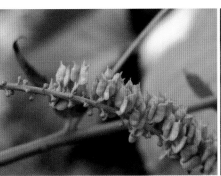

麻花头 Serratula centauroides

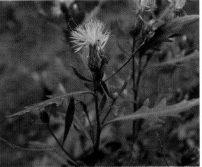

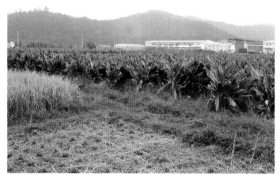

温郁金种植园 Curcuma wenyujin

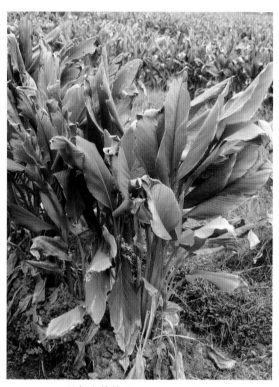

温郁金植株 Curcuma wenyujin

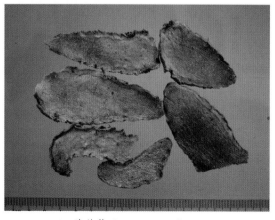

片姜黄 Curcuma wenyujin

片姜黄

片姜黄 Pianjianghuang

⊙ 【来源】

本品为姜科(Zingiberaceae)植物温郁金的干燥根茎。

⊙ 【原植物】

温郁金 Curcuma wenyujin Y. H. Chen et C. Ling，参见"郁金"项。

⊙ 【生境分布】

栽培或野生，生于湿润田园或水沟边。分布于浙江南部。

⊙ 【采收加工】

冬季茎叶枯萎后采挖，洗净，除去须根，趁鲜纵切厚片，晒干。

⊙ 【药材性状】

本品呈长圆形或不规则的片状，大小不一，长3～6cm，宽1～3cm，厚0.1～0.4cm。外皮灰黄色，粗糙皱缩，有时可见环节及须根痕。切面黄白色至棕黄色，有一圈环纹及多数筋脉小点。质脆而坚实。断面灰白色至棕黄色，略粉质。气香特异，味微苦而辛凉。

⊙ 【性味功能】

味辛、苦，性温。有破血行气，通经止痛的功能。

⊙ 【主治用法】

用于血滞经闭，行经腹痛，胸胁刺痛，风湿痹痛，肩臂疼痛，跌扑损伤。用量：3～9g。

化橘红

化橘红 Huajuhong

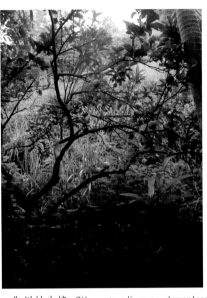

化州柚生境 *Citrus grandis* var. *tomentosa*

⊙ 来　源

　　化橘红为芸香科（Rutaceae）植物化州柚、柚的未成熟或近成熟的干燥外层果皮。前者习称"毛橘红"，后者习称"光七爪""光五爪"。

⊙ 原植物

　　1. 化州柚 *Citrus grandis* (L.) Osbeck var. *tomentosa* Hort. 别名：化州橘红，柚。

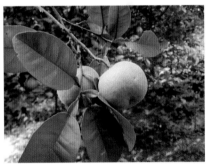

化州柚果枝 *Citrus grandis* var. *tomentosa*

　　常绿小乔木，高3～4cm。枝条粗壮，斜生，幼枝绿色，密生柔毛，有小刺。叶互生，有透明油点；单身复叶，叶柄有关节，叶翼倒心形，长2～3cm，宽1.2～2cm；全体有毛，叶肥厚柔软，长椭圆形，长8～15cm，宽3～6cm，先端钝或稍凹入，基部圆钝，边缘浅波状，两面主脉有柔毛，有半透明油腺点。花单生或常为腋生花序；花萼怀状，萼4浅裂，宽约1cm；花瓣4，白色，长圆形，肉质；雄蕊20～25，花丝白色，下部连合；子房圆形，有细柔毛，花柱柱状，柱头大。柑果扁圆形或圆形，果柄及幼果密生短柔毛，故有毛橘红之名。果熟时柠檬黄色，油室大而明显。果皮厚，不易分离，瓤囊16瓣，果肉浅黄色，味酸。种子扁圆形。花期4月，果期10～11月。

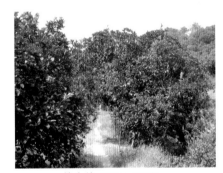

柚生境 *Citius grandis*

　　2. 柚 *Citius grandis* (L.) Osbeck 别名：文旦柚，沙田柚。

　　常绿乔木，高5～10m。树皮褐色平滑。小枝扁，幼枝被短柔毛，有刺或无刺。叶互生；叶柄有倒心形宽翅，长1～4cm，宽达2cm，被柔毛。叶片长椭圆形或卵状椭圆形，长7～8cm，宽4～8cm，先端圆或微凹，基部圆钝，边缘有圆锯齿，有半透明油腺点，上面暗绿色，下面脉上有时被疏毛；花通常簇生于叶腋间或单生，白色，有香气；花萼4～5浅裂；花瓣4，长圆形，反卷；雄蕊25～45，长短不一，花丝下部常连合，花药大，线形；子房上位，长圆球形，花柱圆柱形，柱头头状。柑果极大，梨形或球形、扁圆形，长10～15cm，顶端圆，基部尖圆或圆形，果皮平滑，厚1～1.5cm，黄色，油腺密布；肉瓣12～18瓣，易分离；果肉淡黄色或淡红色。种子多数，扁圆形，扁楔形，有皱纹。花期4～5月。果期9～11月。

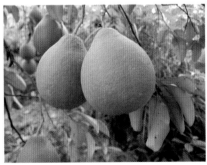

柚果枝 *Citius grandis*

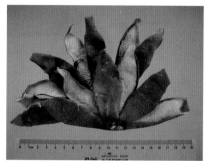

化橘红药材（柚 *Citius grandis*）

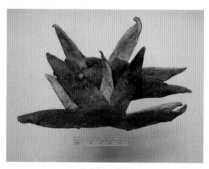

化橘红药材
（化州柚 *Citrus grandis* var. *tomentosa*）

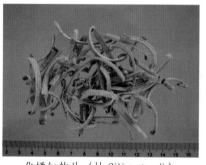

化橘红饮片（柚 *Citius grandis*）

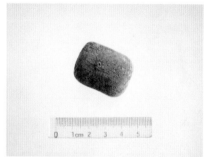

橘红胎（化州柚 *Citrus grandis* var. *tomentosa*）

⊙ 生境分布

化州柚为栽培种，主要分布于广东、广西等省区。柚栽培于丘陵、低山带或村旁，分布于浙江、江西、福建、台湾、湖北、湖南、广东、广西、四川、贵州、云南等省区。

⊙ 采收加工

摘取未成熟或近成熟的果实，置入沸水中，即捞出，将果皮用刀均匀的割成5～7瓣，使基部1/3处连接，除去果瓤及中果皮，晒干或焙干，再用水润透，对折，用木板压平成形，晒干或烘干。化州柚脱落的幼果经干燥称为"橘红胎"，在产区有很长的药用历史。

⊙ 药材性状

1. 化州柚为对折的七角或展平的五角星状，单片呈条形。完整者展平后直径15～28cm，厚0.2～0.5cm，黄绿色，密布柔毛，有皱纹及油室，内面黄白色或淡黄棕色，有脉络纹，质脆，易折断，断面不整齐，外缘有1列不整齐下凹的油室，内侧稍柔而有弹性。气芳香，味苦，微辛。

2. 柚多为5~7瓣，直径25~32cm，稍向内卷；棕黄色或桔黄色，粗糙，有油点，质软。

⊙ 性味功能

味辛、苦，性温。有散寒，燥湿、利气消痰的功能。

⊙ 主治用法

用于风寒咳嗽，喉痒痰多，食积伤酒，呕恶痞闷。用量3～6g。

混伪品

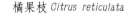

橘果枝 *Citrus reticulata*

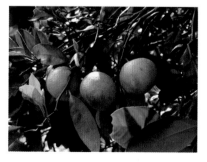

1、《中华人民共和国药典》记载化橘红为芸香科植物化州柚 *Citrus grandis* (L.) Osbeck var. *tomentosa* Hort.、柚 *Citius grandis*(L.) Osbeck的未成熟或近成熟的干燥外层果皮，《中国高等植物》将取消化州柚，并入物种柚，同时修正订学名为 *Citrus maxima* Merr。

2、橘红为橘 *Citrus reticulata* 的外层果皮，参见"橘红"项。

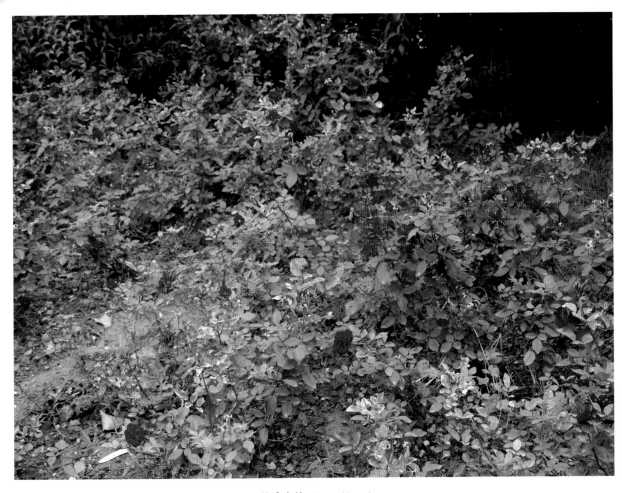

月季生境 *Rosa chinensis*

月季花

月季花 Yuejihua

⊙ 来　源

月季花为蔷薇科(Rosaceae)植物月季未开放的花。

⊙ 原植物

月季 *Rosa chinensis* Jacq.

常绿或半落叶灌木，株高 1～2m。小枝具钩状的皮刺，无毛。羽状复叶，小叶 3～5(7)，宽卵形或卵状长圆形，长 2～6cm，宽 1～3cm，先端渐尖，基部宽楔形，边缘具锯齿；上面暗绿色，有光泽；下面色较浅；两面无毛。叶柄与叶轴疏生皮刺及腺毛。托叶大部分与叶柄连生，边缘有羽状裂片和腺毛。花单生，或数朵聚生成伞房状。花直径 4～6cm，有微香或无香。花梗长 2～4cm，常有腺毛。萼片卵形，先端尾尖，羽状裂，边缘具腺毛。花重瓣，各色；花瓣倒卵形。雌蕊多数，包于花托底部，子房上位，有毛，花柱外伸。蔷薇果，卵圆形或梨形，红色，长 1.5～2cm，直径 1.2cm，萼片宿存。花期 5～6 月，果期 9 月。

⊙ 生境分布

生于山坡或路旁。全国各省区普遍栽培。

⊙ 采收加工

全年均可采收，花微开时采摘，阴干或低温干燥。

⊙ 药材性状

完整的花蕾多呈卵圆形或类球形，干燥花朵多呈圆球形，直径1～1.5cm，杂有散碎花瓣。花托倒圆锥形或倒卵形，长5～7mm，直径3～5mm，棕紫色，基部较尖，常带有一段花梗。萼片5，先端尾尖，向下反折，短于或等于花冠，背黄绿色或橙黄色，有疏毛，内面被白色绵毛。花瓣5片或重瓣，覆瓦状排列，长圆形，长2～2.5cm，宽1～1.5cm，紫红或淡红色，脉纹明显。雄蕊多数，黄棕色，着生于花萼筒上；雌蕊多数，有毛，花柱伸出花托口，体轻，质脆，易碎。气清香，味微苦涩。

⊙ 性味功能

味甘，性温。有活血调经，散毒消肿的功能。

⊙ 主治用法

用于肝郁不舒、经脉阻滞，月经不调，痛经，胸腹胀痛。外用于痈疖肿毒，淋巴结结核(未溃烂)。用量3～6g。

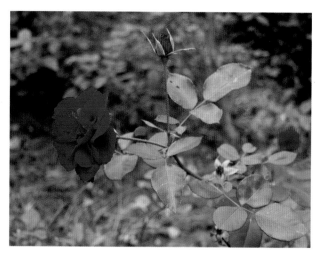

月季花枝 *Rosa chinensis*

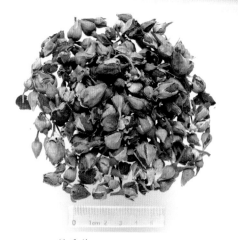

月季花 *Rosa chinensis*

混伪品蔷薇科植物玫瑰*Rosa rugosa*易与月季混淆。区别点：小叶多皱，雌蕊多数，包于花托内。玫瑰的干燥花蕾为药材玫瑰花（参见"玫瑰花"项）。

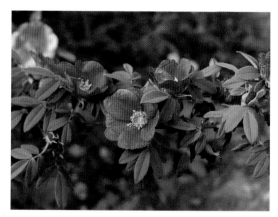

玫瑰花枝 *Rosa rugosa*

丹参

丹参 Danshen

⊙ 来　源

丹参为唇形科（Labiatae）植物丹参的根。

⊙ 原植物

丹参 *Salvia miltiorrhiza* Bge. 别名：血生根，血参。

多年生草本。根肥厚，肉质。茎直立，高40～80cm，四棱形，具槽，密被长柔毛。叶常为奇数羽状复叶，小叶3～5枚，稀为7枚。叶片卵形或椭圆状卵形，两面有毛。轮伞花序6至多花，组成顶生的或腋生的总状花序，密被腺毛和长柔毛；苞片披针形。花萼钟形，紫色，具11条脉，外被腺毛，二唇形；上唇全缘，三角形，顶端有3个小尖头；下唇有2齿，三角形或近半圆形。花冠蓝紫色，筒内具毛环；上唇镰刀形；下唇短于上唇，3裂，中间裂片最大。能育雄蕊2，伸至上唇片。花柱外伸，先端为不相等的2裂，后裂片极短。小坚果，椭圆形，黑色。花期4～7月，果期7～8月。

⊙ 生境分布

生于山坡灌丛中或林下、沟边。多栽培。分布于辽宁、河北、山西、陕西、宁夏、甘肃、河南、山东及长江以南各省区。

⊙ 采收加工

春、秋二季采挖，除去泥沙，干燥。

⊙ 药材性状

根茎短粗，顶端有残留茎基。根数条，长圆柱形，略弯曲，有的分枝并具须状细根，长10～20cm，直径0.3～1cm。棕红色或暗棕红色，粗糙，具纵皱纹。老根外皮疏松，多显紫棕色，常呈鳞片状剥落。质硬而脆，断面疏松，有裂隙或略平整而致密，皮部棕红色，木部灰黄色或紫褐色，导管束黄白色，呈放射状排列。气微，味微苦涩。栽培品较粗壮，直径0.5～1.5cm。表面红棕色，具纵皱，外皮紧贴不易剥落。质坚实，断面较平整，略呈角质样。

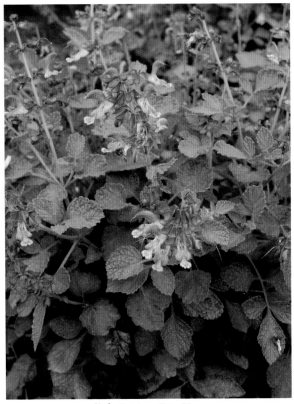

丹参 *Salvia miltiorrhiza*

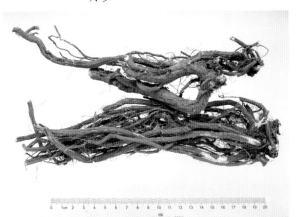

丹参药材 *Salvia miltiorrhiza*

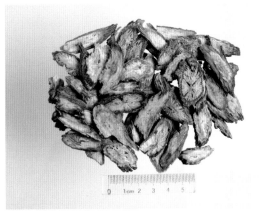

丹参饮片 *Salvia miltiorrhiza*

⊙ 炮制及饮片

丹参：除去杂质及残茎，洗净，润透，切厚片，干燥。

酒丹参：取丹参片，酒炖或酒蒸至酒吸尽，然后炒干。

⊙ 性味功能

味苦，性寒。有活血祛瘀，消肿止痛，养血安神的功能。

⊙ 主治用法

用于月经不调，痛经，闭经，症瘕，产后瘀阻，胸腹或肢体瘀血疼痛，痈肿疮毒，心烦失眠。用量5～20g。反藜芦。

混 伪 品

丹参为常用中药，临床用量大，在药材市场常发现混伪品，其中甘西鼠尾草、云南鼠尾草、南丹参使用量较大。5种丹参基源植物的检索表：

1. 单叶，花冠紫红色·····················甘西鼠尾草 Salvia przewalskii

1. 奇数羽状复叶

2. 花萼内无毛环；叶柄及茎被伸展白色长柔毛·····················云南鼠尾草 Salvia yunnanensis

2. 花萼内具白色长硬毛环；叶柄及茎被长柔毛或无毛

3. 花萼筒形；冠筒内藏或微伸出，下唇稍弧曲·····················南丹参 Salvia bowleyana

3. 花萼钟形；冠筒伸出上弯，上唇镰状

4. 花冠蓝紫色·····················丹参 Salvia miltiorrhiza

4. 花冠白色·····················白花丹参 Salvia miltiorrhiza f. alba

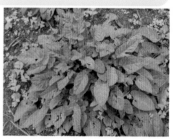

云南鼠尾草 Salvia yunnanensis

甘西鼠尾草 Salvia przewalskii

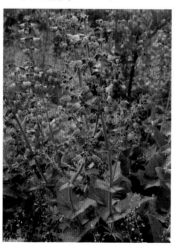

白花丹参 Salvia miltiorrhiza alba

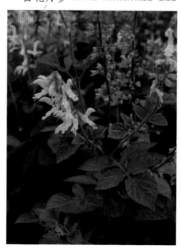

南丹参 Salvia bowleyana

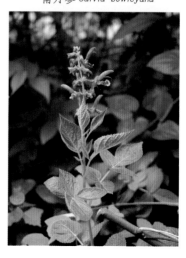

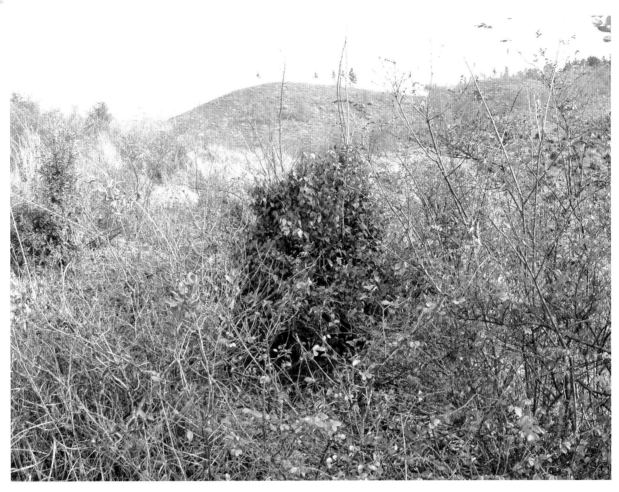

乌药生境 *Lindera aggregata*

乌药

乌药 Wuyao

⊙ 来　源

　　乌药为樟科(Lauraceae)植物乌药的块根。

⊙ 原植物

　　乌药 *Lindera aggregata* (Sims) Kosterm. 别名：铜钱树，白背树，台乌。

　　常绿灌木或小乔木，高达5m。根木质，纺锤形，有结节膨大，淡紫红色，内部灰白色。树皮灰绿色，小枝灰褐色至棕褐色，幼时密被褐色柔毛，老时无毛；茎枝坚韧，不易断。叶互生，革质；叶柄长0.5~1cm，被柔毛；叶椭圆形至卵形，长3~7cm，宽1.5~4 cm，先端尖或尾状渐尖，基部圆形或广楔形，上面亮绿色，下面灰绿白色，被淡褐色长柔毛，后变光滑，主脉3条。花小，黄绿色，伞形花序腋生，总花梗短或无，小花梗长1.5~3mm，被毛,簇生多数小花；花单性，雌雄异株；花被6片，广椭圆形，雄花有能育雄蕊9枚，排3轮，最内1轮基部有腺体，花药2室；雌花有不育雄蕊多数，子房上位，球形，1室，胚珠1。核果近

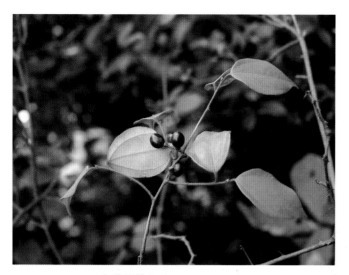

乌药果枝 Lindera aggregata

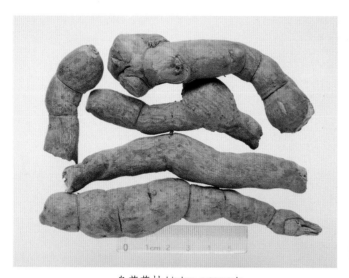

乌药药材 Lindera aggregata

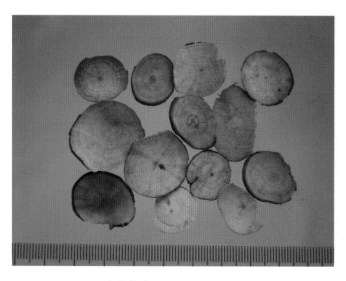

乌药饮片 Lindera aggregata

球形，成熟时变黑色，基部有浅齿状宿存花被。花期3～4月，果期9～10月。

⊙ 生境分布

生于向阳荒地灌木林中或草丛中。分布于陕西、安徽、江苏、浙江、江西、福建、台湾、湖北、湖南、广东、广西等省区。

⊙ 采收加工

冬、春二季采挖，除净须根，洗净泥沙晒干，称为乌药个。如刮去栓皮，切片，烘干，称为乌药片。

⊙ 药材性状

乌药个：呈纺锤形，略弯曲，两头稍尖，中部膨大或收缩成连珠状，长5～15cm，膨大部宽1～3cm。黄棕色或灰棕色，有须根残痕，具细纵皱纹及环状裂纹。质坚硬，不易折断，断面棕白色至淡黄棕色带微红，木质部有放射状纹理和环纹，中心颜色较深。气微香，味微辛苦。

乌药片：薄片与厚片之分，均为类圆形片状，厚片中有时斜切成椭圆形，直径1～2cm，厚约1.5mm；薄片厚1mm。平整而有弹性。切面黄白色至淡棕色而微红，有放射状纹理及环纹。

⊙ 炮制及饮片

除去杂质；未切片者，除去细根，大小分开，浸透，切薄片，干燥。

⊙ 性味功能

味辛，性温。有温肾散寒，行气止痛的功能。

⊙ 主治用法

用于心胃气痛，吐泻腹痛，痛经，疝痛，尿频，遗尿，风湿疼痛，跌打损伤，外伤出血。用量3～12g。水煎服。气虚、内热者忌服。

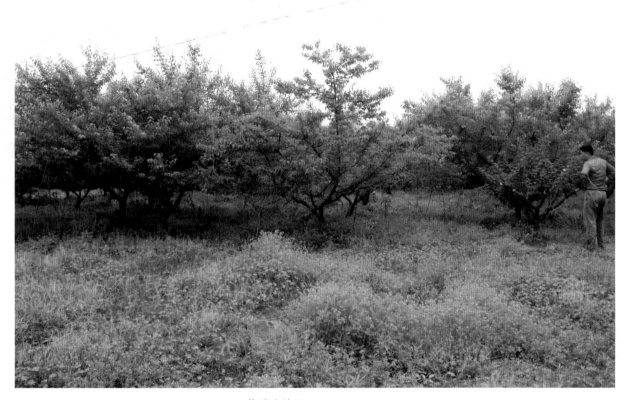

梅的生境 *Prunus mume*

乌梅

乌梅 Wumei

⊙ 【来源】

乌梅为蔷薇科(Rosaceae)植物梅的干燥近成熟果实。

⊙ 【原植物】

梅 *Prunus mume* (Sieh.) Sieb .et Zucc.参见"梅花"项。

⊙ 【生境分布】

参见"梅花"项。

⊙ 【采收加工】

夏季果实近成熟时采收，低温烘干后闷至色变黑。

⊙ 【药材性状】

呈球形或扁球形，直径 1.5~3cm。表面乌黑色或棕黑色，皱缩不平，基部有圆形果梗痕。果核坚

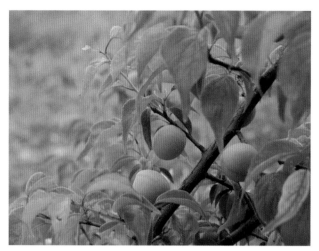

梅的果枝 *Prunus mume*

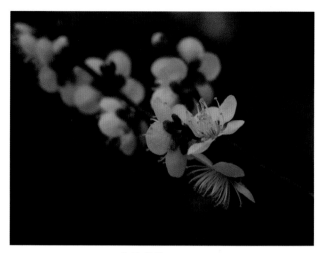

梅的花枝 *Prunus mume*

硬，椭圆形，棕黄色，表面有凹点；种子扁卵形，淡黄色。气微，味极酸。

⊙【炮制及饮片】

乌梅 除去杂质，洗净，干燥。

乌梅肉 取净乌梅，水润使软或蒸软，去核。

乌梅炭 取净乌梅，置热锅内，用武火炒至皮肉鼓起时，喷淋清水少许，熄灭火星，取出，晾干。

⊙【性味功能】

味酸、涩，性平。有敛肺、涩肠、生津、安蛔、止血的功能。

⊙【主治用法】

用于肺虚久咳，久痢滑肠，虚热消渴，蛔厥呕吐腹痛，胆道蛔虫症。外用于疮疡久不收口，胬肉外突。用量6~12g。外用适量，煅炭研细粉或湿润后捣烂敷患处。

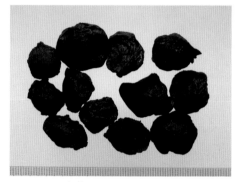

乌梅 *Prunus mume*

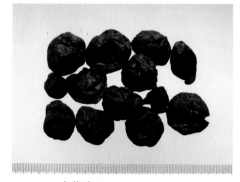

乌梅炭 *Prunus mume*

 混 伪 品

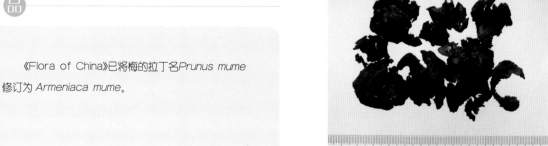

《Flora of China》已将梅的拉丁名 *Prunus mume* 修订为 *Armeniaca mume*。

乌梅肉 *Prunus mume*

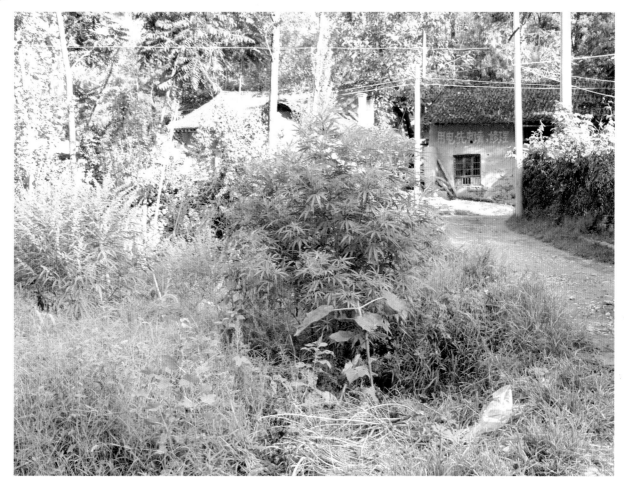

大麻生境 *Cannabis sativa*

火麻仁

火麻仁 Huomaren

⊙ 来　源

火麻仁为桑科（Moraceae）植物大麻的干燥成熟果实。

⊙ 原植物

大麻 *Cannabis sativa* L. 别名：线麻，山麻。

一年生草本，高1～3m。茎直立，粗壮，皮层多纤维，多分枝，有纵直沟纹，密生细绒毛，基部稍木质化。掌状复叶互生或下部对生，叶柄长4～15cm，有短绵毛；托叶小，线状披针形，小叶3～11，披针形或线状披针形，先端长尖，基部窄楔形，边缘具粗锯齿，上面被粗糙毛，深绿色，下面密生灰白色毡毛。花单性，雌雄异株；雄花集成疏散圆锥花序，顶生或腋生，花被片5，黄绿色，长卵形；雄蕊5；雌花丛生于叶腋，绿色，每花外有阔卵形苞片，花被片1，薄膜质，紧包子房；子房圆球形，花柱2分枝，早落。瘦果扁卵形，长4～5mm，为宿存的黄褐色苞片所包，果皮坚硬，灰白色或灰褐色，平滑，有细网纹，胚珠倒生，种子1，灰色。花期5～7月。果期6～9月。

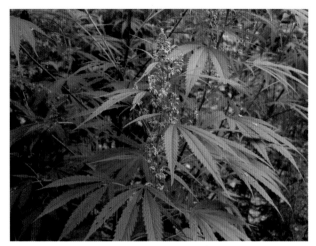

大麻花枝 *Cannabis sativa*

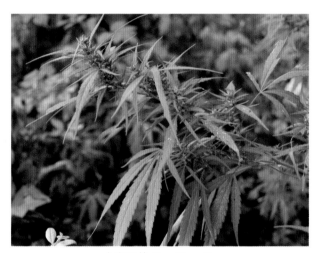

大麻果枝 *Cannabis sativa*

⊙ **生境分布**

生于排水良好的砂质土壤。全国各地均有栽培。

⊙ **采收加工**

于9月上旬前后，雌花序中部种子已经成熟，种子外面苞叶褐色、枯干，梢部种子尚绿时采收。过早种子成熟度差，产量低质量差不宜入药；过晚则种子散落无法收获。割取全株，晒干后打下果实，簸去杂质即可。

⊙ **药材性状**

呈卵圆形，长4～5.5mm，直径2.5～4mm。灰绿色或灰黄色，有微细的白色或棕色网纹，两边有棱，顶端略尖，基部有1圆形果梗痕。果皮薄而脆，易破碎。种皮绿色，子叶2，乳白色，富油性。气微，味淡。

⊙ **炮制及饮片**

火麻仁：除去杂质及果皮。

炒火麻仁：取净火麻仁，清炒至微黄色、有香气。

⊙ **性味功能**

味甘，性平。有润燥，通便，补虚的功能。

⊙ **主治用法**

用于老人，妇女产后血虚津亏，大便秘结等。用量9～15g。水煎服。大便溏泻者忌服。

炒火麻仁 *Cannabis sativa*

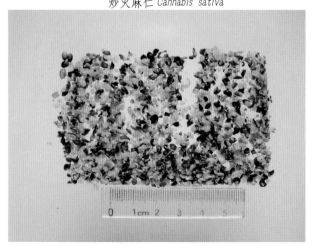

火麻仁 *Cannabis sativa*

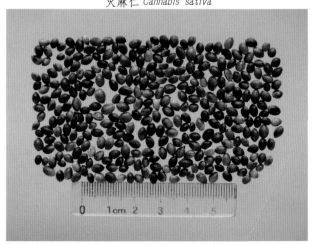

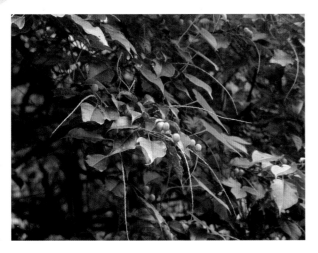

巴豆果枝 *Croton tiglium*

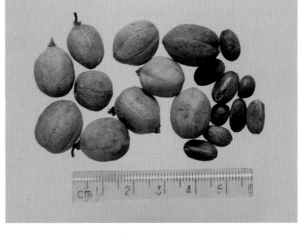

巴豆药材 *Croton tiglium*

巴豆

巴豆 Badou

⊙ 来源

巴豆为大戟科(Euphorbiaceae)植物巴豆的果实。

⊙ 原植物

巴豆 *Croton tiglium* L. 别名：猛子仁，巴仁。

常绿小乔木，高达10m。幼枝有疏星状柔毛。叶互生，叶柄长2～6cm；叶卵形，长5～13cm，宽3～6cm，先端渐尖，基部圆形或阔宽楔形，叶缘有疏细锯齿，两面疏生星状毛，掌状3出脉，近叶柄两侧各有1腺体。花单性，雌雄同株，总状花序顶生，长8～14cm，花绿色；雄花在上，雌花在下；雄花花梗细短，有星状毛；雄花萼片5，疏生星状毛；花瓣5，反卷，密生绵状毛；雄蕊15～20，着生于花盘边缘，花丝在芽内弯曲；花盘腺体与萼片对生；雌花萼片5；花瓣5或无，花柱3。蒴果倒卵形或长圆形，长约2cm，宽1～1.5cm，有3～4棱，密生星状毛。种子长卵形，淡褐色。花期3～6月。果期6～9月。

⊙ 生境分布

生于山谷、林缘、溪旁或密林中，多为栽培。分布于浙江、江苏、福建、台湾、湖南、湖北、广东、广西、云南、贵州、四川等省区。

⊙ 采收加工

摘下果实堆积2～3天，晒干，去壳，收取种子，榨去油。

⊙ 药材性状

巴豆呈卵圆形，具三棱，长1.8～2.2cm，直径1.4～2cm。灰黄色，粗糙，有纵线6条，顶端平截，基部有果梗痕。破开果壳，可见3室，每室含种子1粒。种子略呈扁椭圆形，长1.2～1.5cm，直径0.7～0.9cm；棕色或灰棕色，一端有小点状的种脐及种阜的疤痕，另端有微凹的合点，其间有隆起的种脊；外种皮薄而脆，内种皮呈白色薄膜；种仁黄白色，油质。无臭，味辛辣。

⊙ 炮制及饮片

生巴豆：去皮取净仁。

巴豆霜：巴豆除去壳及种皮，取净种仁捣烂如泥，用吸油纸包裹，在铁板上加热或压碎以榨去脂肪油，所余的残渣即得。

⊙ 性味功能

味辛，性热，有大毒。有泻下祛积，逐水消肿的功能。

⊙ 主治用法

用于寒积停滞，胸腹胀痛，腹水肿胀，喉痹，恶疮疥癣，疣痣。各入丸、散剂。外用于疮毒，顽癣。用量种子(巴豆霜)0.15～0.3g。

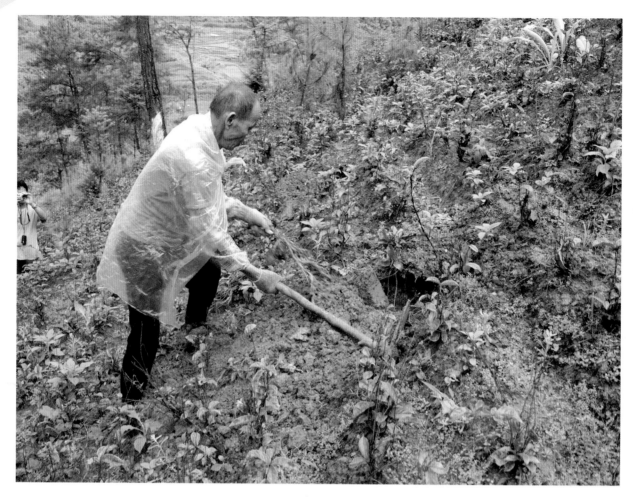

巴戟天种植园 *Morinda officinalis*

巴戟天

巴戟天 Bajitian

⊙ 来 源

巴戟天为茜草科（Rubiaceae）植物巴戟天的根。

⊙ 原植物

巴戟天 *Morinda officinalis* How. 别名：鸡肠风，猫肠筋。

藤状灌木。根肉质，圆柱形，分枝，有不规则断续膨大，呈念珠状。茎有纵条棱，小枝幼时有短粗毛，后变粗糙。叶对生，叶柄长4~8mm，生短粗毛。托叶膜质，鞘状，长2.5~4mm。叶长圆形，长5~10cm，宽1.5~5cm，先端急尖或短渐尖，基部钝圆形，全缘，嫩叶常紫色，上面有稀疏短粗毛，下面沿中脉有短粗毛，脉腋内常有短束毛。花序头状，花2~10朵，生于小枝顶端；花萼蓇部截平或浅裂，裂片三角形。花冠肉质漏斗状，白色，4深裂，长椭圆形；冠管喉部内生髯毛；雄蕊4；子房下位，长约1.5mm，4室，花柱2深裂。核果近球形，直径6~11mm，熟时红色。种子4。花期4~7月。果期6~11月。

⊙ 生境分布

生于山谷、溪边或山地疏林下。分布于福建、广东、广西、云南等省区。

⊙ 采收加工

四季均可采收，以秋、冬季采收为佳。栽培品挖取5~
7年生的根，除去侧根、茎叶，洗净泥沙，晒至六七成干，
用木棍轻打扁，晒干，切成段。如果先蒸约半小时或用开
水泡烫，色紫，质更软，品质亦较好。

⊙ 药材性状

根扁圆形或圆柱形，稍弯曲，长6~12cm，直径1~
2cm。灰黄色或灰黄棕色，偶微带紫色，有纵皱及深陷的
横纹，有的呈缢缩状或外皮横向断裂而露出木部，形成连
珠状或节状。质坚韧，折断面皮部厚5~8mm，淡紫色，
易剥落。木部直径2~6mm，质坚硬。气无，味甜，略涩。

⊙ 炮制及饮片

巴戟天：除去杂质。

巴戟肉：取净巴戟天，蒸透，趁热除去木心，切段，
干燥。

盐巴戟天：取净巴戟天，加适量盐水拌匀，蒸透，趁
热除去木心，切段，干燥。

制巴戟天：取6kg甘草，捣碎，加水煎汤，去渣，加
入100kg巴戟天拌匀，煮透，趁热除去木心，切段，干燥。

⊙ 性味功能

味甘、辛、性微温。有壮阳补肾、强筋骨、祛风湿的
功能。

⊙ 主治用法

用于阳痿遗精，宫冷不孕，月经不调，小腹冷痛，风
寒湿痹，腰膝酸痛，脚气等症。用量3~10g。

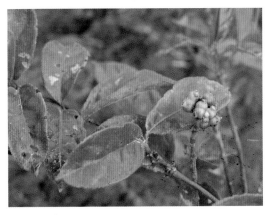

巴戟天果枝 Morinda officinalis

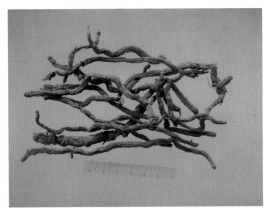

巴戟天药材 Morinda officinalis

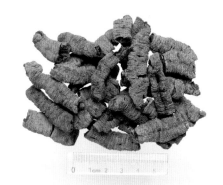

制巴戟天 Morinda officinalis

巴戟天属植物羊角藤Morinda umbellata与巴戟天比较近
似，因而常有误用情况，应注意鉴别。羊角藤的主要区别点：小
枝和叶一般不被毛。

羊角藤 Morinda umbellata

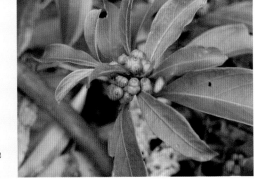

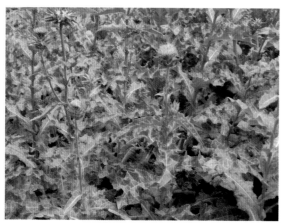

水飞蓟花株 Silybum marianum

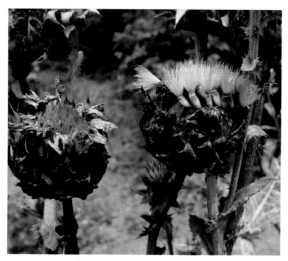

水飞蓟果枝 Silybum marianum

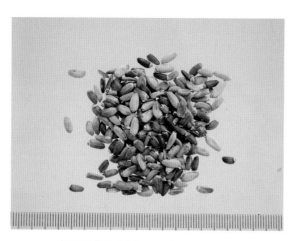

水飞蓟药材 Silybum marianum

水飞蓟

水飞蓟 Shuifeiji

⊙ 【来源】

本品为菊科 (Compositae) 植物水飞蓟的瘦果。

⊙ 【原植物】

水飞蓟 Silybum marianum (L.) Gaertn.

一年或两年生草本，高30~200cm。茎直立，多分枝，有纵棱，具白色蛛丝状毛。基生叶大型，莲座状，具柄，长椭圆状披针形，长40~80cm，宽10~30cm，羽状深裂或浅裂，边缘有锯齿，齿尖具硬尖刺，叶面光滑，具乳白色斑点，叶背疏生白柔毛，叶脉明显凸出，被长糙毛；茎生叶较小，披针形，顶端渐尖，基部抱茎，无柄。头状花序顶生或腋生，直径4~6cm；总苞近球形；总苞片多层，约40~50片，质硬，具长刺；花托肉质，具硬托毛；花全为管状花，两性，淡红色至紫红色，少有白色；花冠管纤细，顶端5裂。瘦果椭圆状卵形，长约7mm，宽约4mm，棕色至黑褐色，表面有纵棱及凸出的腺体；冠毛多数，刚毛状，不等长，基部合生成环，白色。花期5~7月，果期6~8月。

⊙ 【生境分布】

原产欧洲及北非，我国西北及华北地区有引种栽培。

⊙ 【采收加工】

当管状花枯萎，变为黄褐色，采收果序，采收下的果序晒干后，用脱粒机脱粒，除去杂质。

⊙ 【药材性状】

瘦果椭圆状卵形，长约7 mm，宽约4 mm，棕色至黑褐色，表面有纵棱及腺体；冠毛多脱落或不全，完整者刚毛状，不等长，基部合生成环，白色。

⊙ 【性味功能】

味苦，性凉。有清热解毒，保肝利胆的功能。

⊙ 【主治用法】

用于急、慢性肝炎，脂肪肝，肝硬化，代谢中毒性肝损伤，胆结石，胆囊炎，胆管炎，胆管周围炎等症。常作原料药。

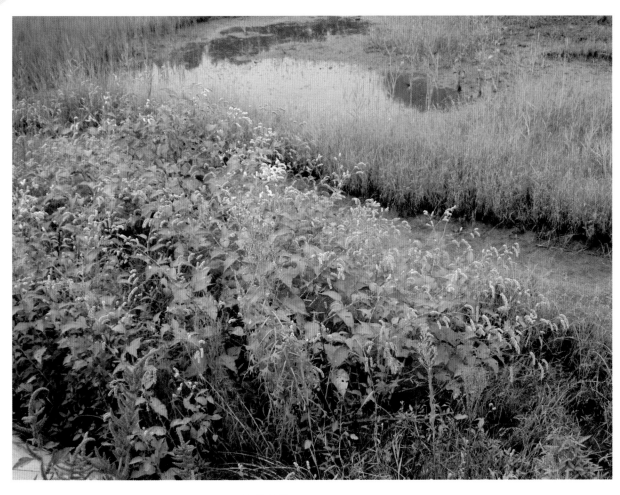

红蓼生境 *Polygonum orientale*

水红花子

水红花子 Shuihonghuazi

◉ 来　源

水红花子为蓼科(Polygonaceae)植物红蓼的果实。

◉ 原植物

红蓼 *Polygonum orientale* L. 别名：蓼实子，荭草。

一年生草本。根粗壮。茎直立，粗壮，节部稍膨大，中空，上部分枝多，密生柔毛。叶宽椭圆形、宽披针形或近圆形，长7~20cm，宽4~10cm，先端渐尖，基部圆形或略成心脏形，全缘，有时成浅波状；两面被毛，脉上毛较密。托叶鞘筒状，顶端绿色，扩大成开展或向外反卷的绿色环状小片，具缘毛。圆锥花序顶生或腋生。苞片卵形，具长缘毛，每苞片内生多数相继开放的白色或粉红色花，花开时下垂。花被片5，椭圆形。雄蕊7，伸出花被；具花盘，成齿状裂。花柱2，柱头球形。瘦果近圆形，稍扁，长约3mm，黑色，具光泽，包在宿存的花被内。花期7~9月，果期9~10月。

◉ 生境分布

生于田间、路旁、村边或水边、湿地。多栽培。分布于全国各地。

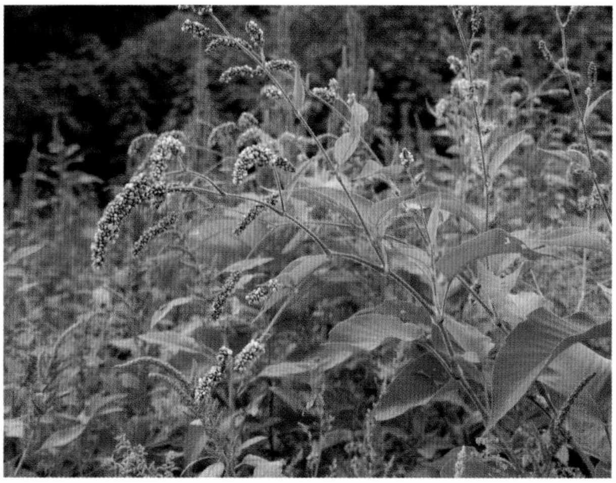

红蓼 *Polygonum orientale*

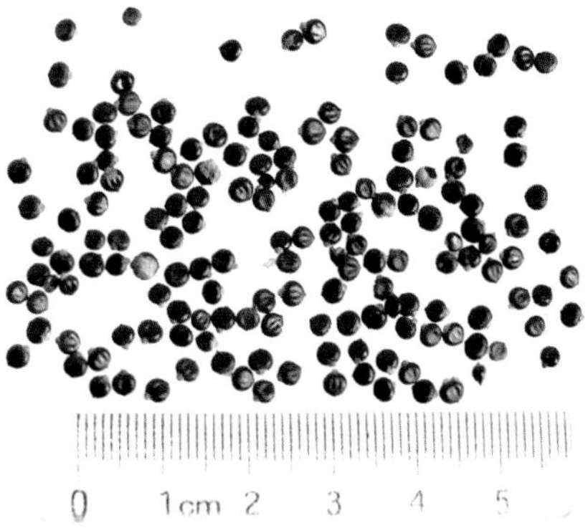

水红花子 *Polygonum orientale*

⊙ 采收加工

10～11 月间剪下成熟果穗，晒干后，打下果实，揉搓果实外包被的宿存苞片，扬去灰渣。

⊙ 药材性状

果实扁圆形，直径 2～3.5mm，厚 1mm。未熟者黄棕色，熟者黑棕色，有光泽，两面微凹，一面中部稍显浅纵沟 2 条，顶端残存花柱稍尖突起，基部近圆形，有黄白色果柄痕，少有黄白色膜质花被残存。质坚硬，内有黄白色扁圆形种子 1 枚，先端突起，另端有棕色圆形种脐，胚乳白色，粉质。气微，味微辛。

⊙ 性味功能

味咸，性微寒。有散血消肿，化痞散结，清热止痛，健脾利湿的功能。

⊙ 主治用法

用于症瘕痞块，瘿瘤肿痛，食积不消，脘腹胀痛，肝脾肿大，颈淋巴结核，消渴，胃痛等。用量 15～30g。外用适量，熬膏或捣烂敷患处。

混伪品

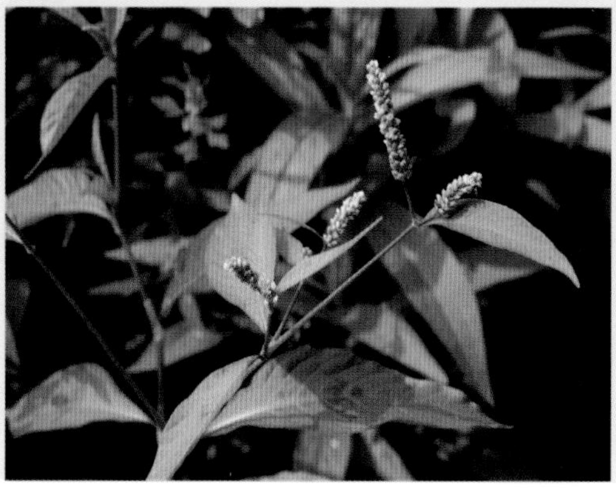

同科植物酸模叶蓼 *Polygonum lapathifolium* 的种子有时被采摘入药，应注意鉴别。酸模叶蓼与红蓼的主要区别点：叶披针形或宽披针形，托叶鞘筒状上部不展开成环状翅。

酸模叶蓼 *Polygonum lapathifolium*

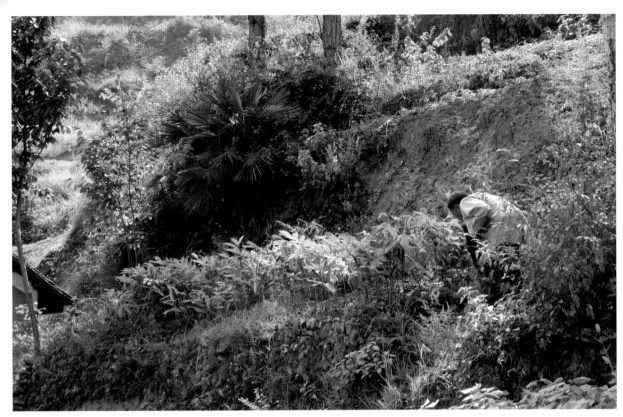

玉竹种植园 *Ploygonatum odoratum*

玉竹

玉竹 Yuzhu

⊙ 来　源

玉竹为百合科（Liliaceae）植物玉竹的根茎。

⊙ 原植物

玉竹 *Ploygonatum odoratum* (Mill.) Druce. 别名：地管子，铃铛菜。

多年生草本，高20～60cm。根茎横生，长柱形，黄白色，节间长，有结节，密生多数须根。茎单一，生长时向一边斜立，有纵棱，有时稍带紫色。叶互生，几无柄，叶椭圆形或卵状长圆形，长5～12cm，宽3～6cm，先端钝尖，基部楔形，全缘，上面绿色，下面灰白色，中脉隆起，平滑或有乳头突起。花腋生，常1～3朵簇生，花梗下垂，总花梗长1～1.6cm，无苞片或有线状披针形苞片；花被筒状，白色，先端6裂，裂片卵圆形，常带绿色；雄蕊6，着生于花被筒中部，花丝丝状，白色，花药黄色，不外露；子房上位，长3～4mm，3室，花柱线形，长1～1.4cm。浆果球形，熟时紫黑色。花期4～6月。果期7～9月。

⊙ 生境分布

生于林下或山野阴湿处。分布于全国大部分地区。

⊙ 采收加工

野生品全年可采；栽培品种植2～3年后于春、秋两季采挖，去须根及泥土，稍晾后用手揉搓，反复晒

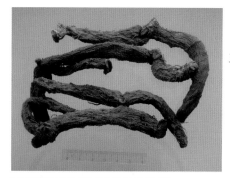

玉竹药材 *Ploygonatum odoratum*

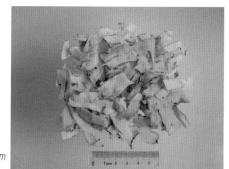

玉竹饮片 *Ploygonatum odoratum*

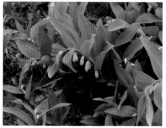

玉竹花株 *Ploygonatum odoratum*

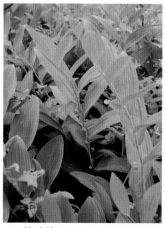

玉竹果株 *Ploygonatum odoratum*

揉2~3次，至内无硬心，晒干。

⊙ 药材性状

根茎圆柱形或扁圆柱形，有分枝，长5~15cm，直径约1cm。淡黄棕色或黄棕色，半透明，有皱纹及环节，可见须根痕，根茎一端有时有叶芽，外有鳞叶，每隔5~10cm处有圆形茎痕。质硬，受潮软韧，易折断，断面棕黄色，肉质，微透明或半透明。气微，味甘带粘性。

⊙ 炮制及饮片

除去杂质，洗净，润透，切厚片或段，干燥。

⊙ 性味功能

味甘，性平。有养阴润燥，生津止渴的功能。

⊙ 主治用法

用于热病伤阴，口燥咽干，干咳少痰，心烦心悸，肺结核咳嗽，糖尿病，心脏病等症。用量9~15g。

 混伪品

小玉竹 *Ploygonatum humile*

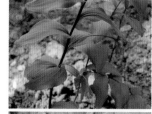

玉竹为常用中药，临床用量大，同科多种植物的根茎，如康定玉竹、二苞黄精、小玉竹、热河黄精与玉竹近似，应注意区别。5种玉竹基源植物的检索表：

1. 花被长6~8毫米；根状茎细圆柱形，节和节间粗近等⋯⋯⋯⋯⋯⋯⋯⋯⋯⋯⋯⋯⋯⋯⋯⋯⋯⋯⋯⋯⋯⋯⋯⋯⋯⋯⋯⋯⋯⋯⋯⋯⋯⋯康定玉竹*Ploygonatum prattii*

1. 花被长(1.3~)1.5~3厘米.

2. 苞片叶状，卵形，长1~3.5厘米，具多脉；花序具2苞片⋯⋯⋯⋯⋯⋯⋯⋯⋯⋯⋯⋯⋯⋯⋯⋯⋯⋯⋯⋯⋯⋯⋯二苞黄精*Ploygonatum involucratum*

2. 苞片钻形或线状披针形，微小，稀长达1.2cm，无脉或具3~5脉，或无苞片.

3. 叶下面被短糙毛⋯⋯⋯⋯⋯⋯⋯⋯⋯⋯⋯⋯⋯小玉竹*Ploygonatum humile*

3. 叶下面无毛.

4. 花序具1~2(~4)花⋯⋯⋯⋯⋯⋯⋯⋯⋯⋯⋯⋯玉竹*Ploygonatum odoratum*

4. 花序具(3~)5~12(~17)花⋯⋯⋯⋯⋯⋯热河黄精*Ploygonatum macropodium*

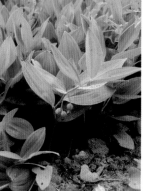

热河黄精 *Ploygonatum macropodium*

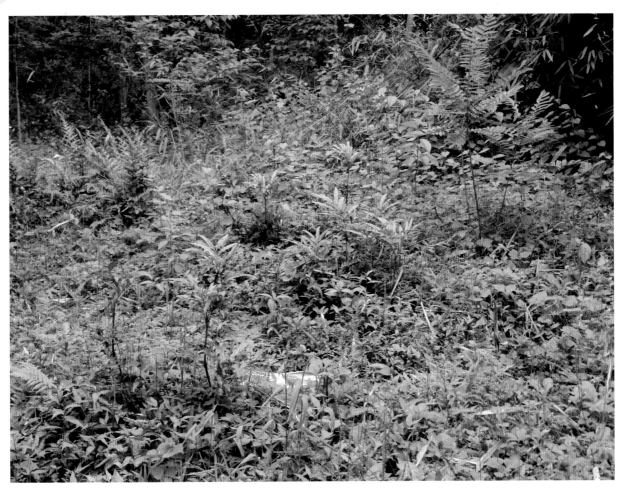

细叶十大功劳生境 *Mahonia fortunei*

功劳市

功劳市 Gonglaomu

⊙ 来 源

功劳木为小檗科(Berberidaceae)植物阔叶十大功劳、细叶十大功劳的干燥茎。

⊙ 原植物

1. 阔叶十大功劳 *Mahonia bealei* (Fort.) Car. 别名：刺黄柏。

常绿灌木，高达4m，全体无毛。根粗大，黄色。茎粗壮。单数羽状复叶互生，有柄；小叶7～15，厚革质，侧生小叶无柄，顶生叶较大，具柄；叶宽卵形或长卵形，长5～12cm，宽4～8cm，先端渐尖，基部宽楔形或近圆形，边缘反卷，两边各有2～8个大齿，齿端有硬刺，上面蓝绿色，下面灰白色。总状花序簇生茎顶；花序柄粗壮，花密聚，黄色；苞片1，卵圆状披针形；萼片9，排成3轮，内轮3片较大；花瓣6；雄蕊6；雌蕊1；子房上位，1室。浆果卵形，长约1cm，暗蓝色，被白粉。花期5～7月。果期11月至翌年1月。

2. 细叶十大功劳 *Mahonia fortunei* (Lindl.) Fedde. 别名：狭叶十大功劳。

常绿灌木，高1～2m。茎直立，多分枝，无刺。单数羽状复叶互生，有短柄；小叶7～13，革质，长圆

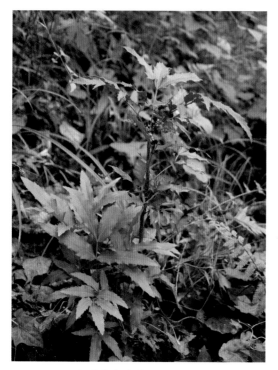

细叶十大功劳 *Mahonia fortunei*

状披针形或狭披针形，长8～12cm，宽1.2～2cm，先端长渐尖，基部楔形，边缘各有刺状锯齿6～13个，下面灰黄绿色，无蜡状白粉。总状花序，有花4～8个簇生于枝顶芽鳞腋间，长3～5cm；两性花，黄色，多数密生，有短柄；苞片1；萼片9，排成3轮；花瓣6；雄蕊6，花药2瓣裂；子房上位，1室。浆果圆形，蓝黑色，有白粉。花期6～7月。果期7～9月。

⊙ 生境分布

阔叶十大功劳生于山坡林下及灌木丛中；分布于陕西、河南、安徽、浙江、江西、福建、湖南、湖北、四川、广东、广西等省区。细叶十大功劳生于山坡林下及灌木丛中；分布于江苏、浙江、江西、福建、湖南、湖北、四川、广东、广西等省区。

⊙ 采收加工

秋、冬季砍茎杆挖根，晒干或烘干。

⊙ 药材性状

灰黄色至棕褐色，有明显的纵沟纹及横向细裂纹，有的外皮较光滑，有光泽，或有叶柄残基。切面皮部薄，棕褐色，木部黄色，可见数个同心性环纹及排列紧密的放射状纹理，髓部色较深，质硬。无臭，味苦。

⊙ 性味功能

味苦，性寒。有清热解毒，消炎止痢，止血，健胃止泻的功能。

⊙ 主治用法

用于湿热泻痢，黄疸，目赤肿痛，结膜炎，胃火牙痛，肺结核，疮疖，痈肿，黄疸型肝炎，肠炎，痢疾，湿疹，疮毒，烫火伤，风湿骨痛，跌打损伤等症。用量6～9g。

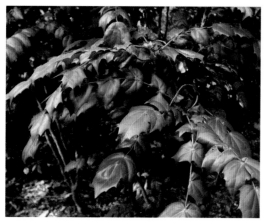

阔叶十大功劳 *Mahonia bealei*

功劳木（细叶十大功劳 *Mahonia fortunei*）

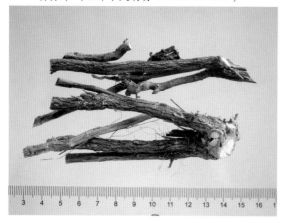

功劳木（阔叶十大功劳 *Mahonia bealei*）

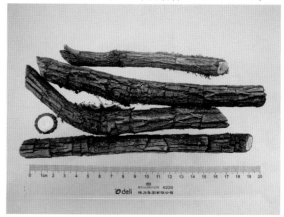

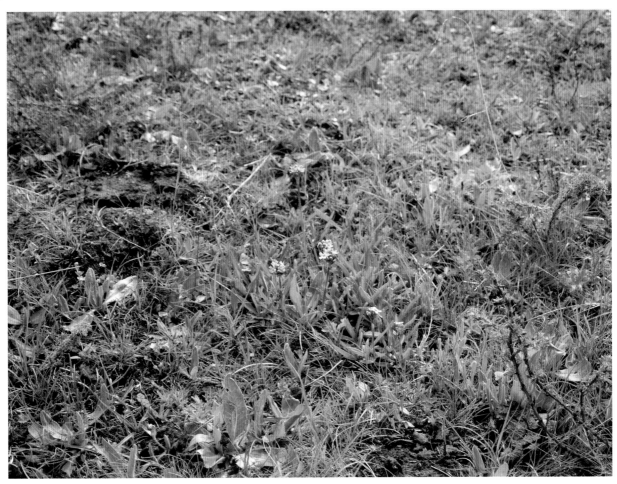

甘松生境 *Nardostachys chinensis*

甘松

甘松 Gansong

⊙ 来源

甘松为败酱科(Valerianaceae)植物甘松的干燥根及根茎。

⊙ 原植物

甘松 *Nardostachys chinensis* Batal.

多年生矮小草本，有浓厚松节油样香气，高20~25cm。主根长圆柱形，单一或有支根，黑棕色。根状茎短。叶基生，6~9片，条状倒披针形、倒披针形，长匙形，长7~18cm，宽约1cm，先端钝圆，中部以下叶渐窄成叶柄状，基部扩展成鞘，全缘，叶脉不明显，无毛。茎生叶3~4对，基部下窄成柄状，长2~6cm。聚伞花序顶生，花序下有叶状长卵形总苞片2枚。花葶单生，长达35cm，有苞叶6~8对，长2~6cm；花萼有极短裂齿；花冠宽管状，浅粉红色，稍有不相等5裂；雄蕊4，长于花冠，子房下位，花柱细长，柱头漏斗状。瘦果倒卵形。种子1枚。花期8月。

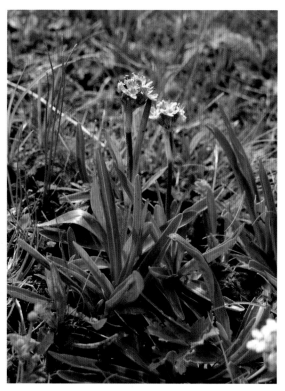

甘松 Nardostachys chinensis

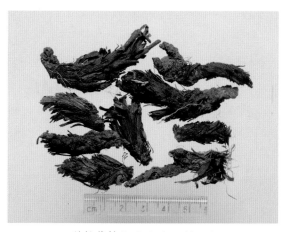

甘松药材 Nardostachys chinensis

⊙ 生境分布

生于高山草原地带，分布于甘肃、青海、四川、云南、西藏等省、自治区。

⊙ 采收加工

春、秋季采挖，洗净泥沙，除去残茎及须根，不可水洗，免失香气，直接晒干或阴干。

⊙ 药材性状

本品略呈圆锥形，多弯曲，长5～18cm。根茎短，上端有茎基残留，外被多数基生叶残基，膜质片状或纤维状，外层黑棕色，内层棕色或黄色。根单一或数条交结，分枝或并列，直径0.3～1cm；表面皱缩，棕褐色，有须根。质松脆，易折断，断面粗糙，皮部深棕色，成层，常裂成片状，木部黄白色。气特异，味苦而辛，有清凉感。以条长、根粗、香气浓者为佳。

⊙ 性味功能

味辛、甘，性温。有理气止痛，开郁醒脾的功能。

⊙ 主治用法

用于脘腹胀痛，呕吐，食欲不振；外治牙痛，脚肿。用量3～6g。

混伪品

《中华人民共和国药典》记载甘松为败酱科植物甘松 Nardostachys chinensis Batal.或匙叶甘松 Nardostachys jatamansi DC.的干燥根及根茎，《中国高等植物》将匙叶甘松作为甘松的异名。本书采纳后者观点。

甘草
甘草 Gancao

⊙ 来源

甘草为豆科（Leguminosae）植物甘草、胀果甘草或光果甘草的干燥根及根茎。

⊙ 原植物

1. 甘草 *Glycyrrhiza uralensis* Fisch. 别名：乌拉尔甘草，甜草。

多年生草本，高30～80cm。根茎圆柱状，多横走；主根长，粗大，外皮红棕色或暗褐色。茎直立，基部稍木质，生白色短毛或毛状腺体。单数羽状复叶，互生，托叶披针形，早落；小叶5～17，卵状椭圆形，长2～5.5cm，宽1.5～3cm，两面被腺体及白毛。总状花序腋生，花密集，长5～12cm；花萼钟状，生短毛和刺毛状腺鳞，萼齿5，披针形；花冠蝶形，淡红紫色，长1.4～2.5cm，旗瓣大，长方椭圆形，先端圆或微缺，基部有短爪，龙骨瓣及翼瓣均有长爪；雄蕊10，2体；子房无柄；上部渐细成短花柱。荚果扁平，条状长圆形，密集排列成球状，弯曲成镰状或环状，密生黄褐色刺状腺毛。种子2～8，扁圆形或肾形，黑色光亮。花期6～7月，果期7～8月。

2. 胀果甘草 *Glycyrrhiza inflata* Bat.

多年生草本，常有密集成片的淡黄褐色鳞片状腺体，无腺毛，有时有微毛或无毛。根茎粗壮木质。羽状复叶，互生，小叶3～5，偶有7片，卵形、椭圆形至长圆形，边缘波卷状，有皱褶，上面暗绿色，有黄褐色腺点，下面中肋上无毛或幼时有长毛。总状花序腋生，一般与叶等长；花萼5裂；花冠蝶形，紫色；胚珠4～9。荚果较短，直而膨胀，无腺毛，光滑或具腺体状刺毛。种子较少。花期7～8月。果期8～9月。

3. 光果甘草 *Glycyrrhiza glabra* L.别名：欧甘草、洋甘草。

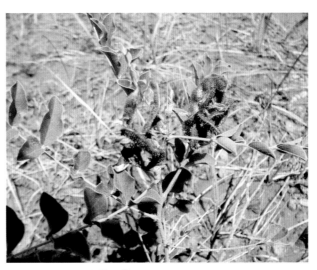

甘草果枝　*Glycyrrhiza uralensis*

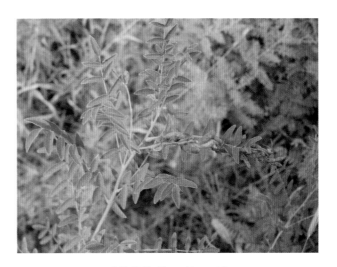

光果甘草 *Glycyrrhiza glabra*

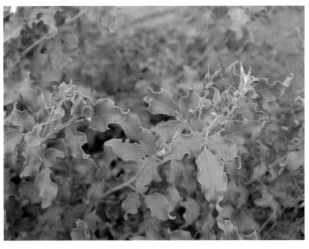

胀果甘草 *Glycyrrhiza inflata*

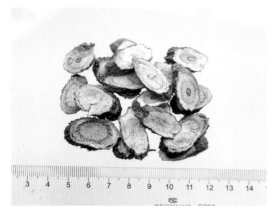

甘草饮片（甘草 Glycyrrhiza uralensis）

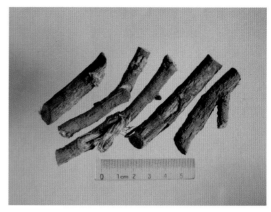

甘草药材（胀果甘草 Glycyrrhiza inflata）

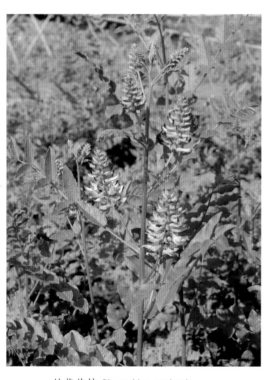

甘草花枝 Glycyrrhiza uralensis

多年生草本，高30～60cm。根茎圆柱形。茎直立，稍木质，密生淡黄色褐腺点和鳞片状腺体，部分有白霜，无腺毛。羽状复叶，互生，小叶11～19片，长椭圆形或狭长卵形，两面淡绿色，无毛或有微柔毛，下面密生淡黄色不明显腺点。花序穗状，较叶短，花稀疏。果序与叶等长或稍长。荚果长或稍微弯曲，扁平，多为长圆形，光滑或有少许不明显腺瘤。种子3～4粒。花期6～8月。果期7～8月。

⊙ 生境分布

甘草生于干燥草原及向阳山坡，分布于东北、华北、西北等地。胀果甘草生于盐渍化壤土，一般表层盐化、强盐化或盐渍化芦苇滩草原上，分布于甘肃、青海、新疆等省区。光果甘草生于荒漠、半荒漠或带盐碱草原、荒地，分布于新疆北部、青海、甘肃等省、自治区。

⊙ 采收加工

春、秋两季采挖，除去残茎、须根，按根粗细、大小切成长短段分等级，捆好，晒干。也有将栓皮削去，称为粉甘草。生用或蜜炙用。

甘草药材（甘草 Glycyrrhiza uralensis）

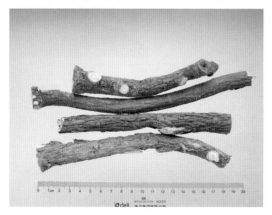

甘草药材（光果甘草 Glycyrrhiza glabra）

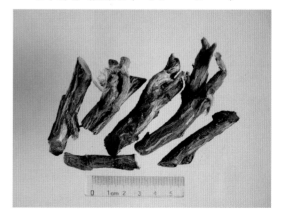

⊙ 药材性状

甘草: 根呈圆柱形, 长25～100cm, 直径0.6～3.5cm。外皮松紧不一。红棕色或灰棕色, 具显著的纵皱纹、沟纹、皮孔及稀疏的细根痕。质坚实, 断面略显纤维性, 黄白色, 粉性, 形成层环明显, 射线放射状, 有的有裂隙。根茎呈圆柱形, 表面有芽痕, 断面中部有髓。气微, 味甜而特殊。

胀果甘草: 根及根茎木质粗壮, 有的分枝, 外皮粗糙, 多灰棕色或灰褐色。质坚硬, 木质纤维多, 粉性小。根茎不定芽多而粗大。

光果甘草: 根及根茎质地较坚实, 有的分枝, 外皮不粗糙, 多灰棕色, 皮孔细而不明显。

炮制及饮片

除去杂质, 洗净, 润透, 切厚片, 干燥。

炙甘草: 取净甘草片, 加适量蜜, 炒至黄色至深黄色, 不粘手时取出, 晾凉。

⊙ 性味功能

味甜, 性平。有补脾益气, 止咳, 化痰, 清热解毒, 缓急定痛, 调和药性的功能。

⊙ 主治用法

用于脾胃虚弱, 中气不足, 咳嗽气短, 痈疽疮毒, 腹中挛急作痛, 癥病, 缓和药物烈性, 解药毒。用量1.5～9g。

甘草为常用中药, 临床用量大, 在药材市场偶有云南甘草、粗毛甘草混伪品。5种甘草基源植物的检索表:

1. 根和根茎味苦, 总状花序排列成球形……………………………………云南甘草*Glycyrrhiza yunnanensis*

1. 根和根茎甜或微甜, 总状花序排列稀疏, 不成球形

2. 植株粗壮, 高30～100cm, 荚果缢缩较浅

3. 小叶近全缘, 荚果扁平

4. 旗瓣长倒卵形, 顶端具凹陷, 荚果常弯曲成镰刀状或环状, 密被腺毛………………甘草*Glycyrrhiza uralensis*

4. 旗瓣长卵圆形, 顶端不具凹陷, 荚果直或微弯, 无毛或具疏柔毛………………光果甘草*Glycyrrhiza glabra*

3. 小叶具波状齿, 荚果膨胀或稍膨胀……………………………………胀果甘草*Glycyrrhiza inflata*

2. 植株细弱, 高10～25cm, 荚果明显缢缩呈念珠状……………………粗毛甘草*Glycyrrhiza aspera*

粗毛甘草 *Glycyrrhiza aspera*　　　　　　　　　　　云南甘草 *Glycyrrhiza yunnanensis*

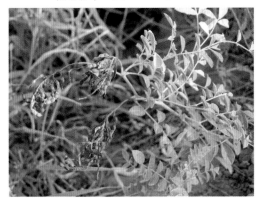
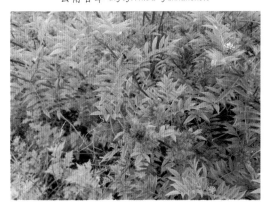

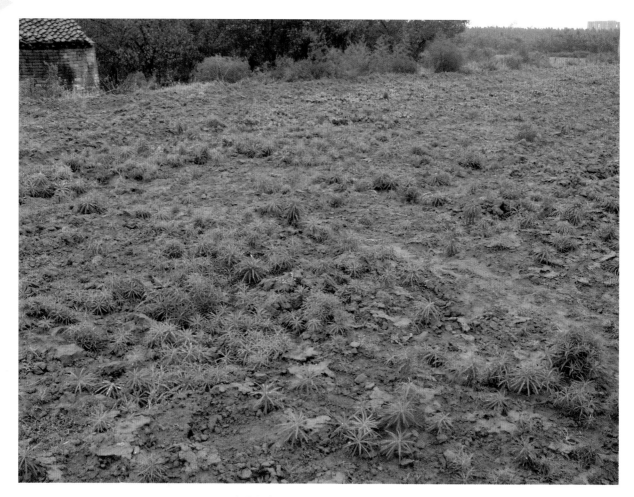

甘遂生境 *Euphorbia kansui*

甘遂

甘遂 Gansui

　　甘遂为大戟科(Euphorbiaceae)植物甘遂的根。

⊙ 原植物

　　甘遂 *Euphorbia kansui* T. N. Liou ex T. P. Wang　别名：猫儿眼，胜于花。

　　多年生草本。根圆柱形，长20～40cm，末端呈念珠状膨大，直径6～9mm。茎自基部多分枝，每个分枝顶端分枝或不分枝，高20～29cm，直径3～5mm。叶互生，线状披针形、线形或线状椭圆形，长2～7cm，宽4～5mm，先端钝或具短尖头，基部渐狭，全缘；侧脉羽状，不明显或略可见；总苞叶3～6，倒卵状椭圆形，长1～2.5cm，宽4～5mm，先端钝或尖，基部渐狭；苞叶2，三角状卵形，长4～6mm，宽4～5mm，先端圆，基部近平截或略呈宽楔形。花序单生于二歧分枝顶端，基部具短柄；总苞杯状，高与直径均为3mm；边缘4裂，裂片半圆形，边缘及内侧具白色柔毛；腺体4，新月形，两角不明显，暗黄色至浅褐色。雄花多数，明显伸出总苞外；雌花1，子房柄长3~6mm；子房光滑无毛，花柱3，2/3以下合生；柱头2裂，不明显。蒴果三棱状球形，长与直径均为3.5~4.5mm；花柱宿存，易脱落，成熟时分裂为3个分果片。种子长球状，长约2.5mm，直径约2mm，灰褐色至浅褐色；种阜盾状，无柄。花期4~6月，果期6~8月。

⊙ 生境分布

生于荒坡、沙地、田边、路旁等。分布于河北、山西、陕西、甘肃、宁夏、河南、四川等省、自治区。

⊙ 采收加工

春季开花前或秋末茎叶枯萎后采挖，除去泥土，撞去外皮，晒干或硫黄熏后晒干。

⊙ 药材性状

根长纺锤形、长椭圆形、球形或连珠状，两头渐细，长2~8cm；直径0.5~2cm。除去栓皮显白色或黄白色，凹陷处或溢缩处有残留栓皮，有少数细根痕。质脆，易折断，断面粉性，皮部白色，木部淡黄色，有放射状纹理。气微，味微甘辛，有持久刺激性。

⊙ 炮制及饮片

生甘遂：除去杂质，洗净，晒干。
醋甘遂：每50kg甘遂用15~25kg醋拌匀，稍闷，置锅内炒至微干，取出凉干。

⊙ 性味功能

味甘，性寒，有大毒。有泻水逐痰，消肿散结的功能。

⊙ 主治用法

用于各种水肿，胸腔积液，腹水，大小便不利，癫痫痰盛，痈肿疮毒等症。用量0.5~1.5g，炮制后多入丸散用。外用适量，研末调敷。孕妇及体虚者忌服；反甘草。

甘遂药材 *Euphorbia kansui*　　　　　　　　　　甘遂 *Euphorbia kansui*

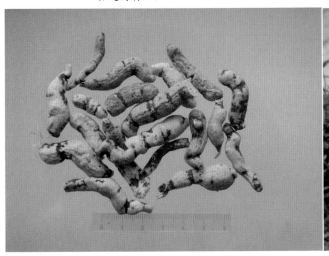
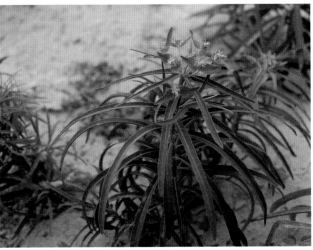

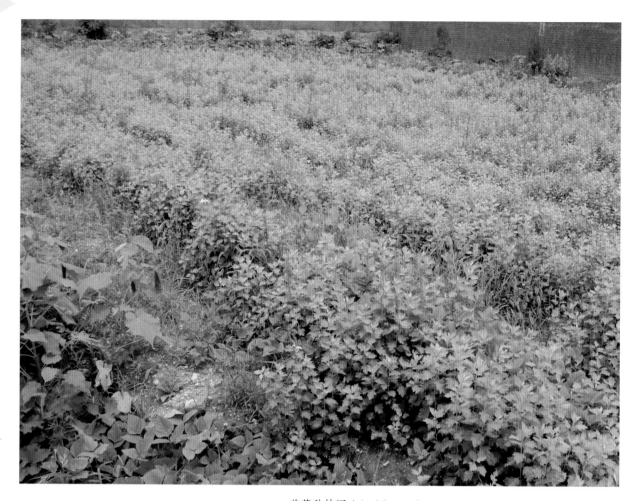

艾蒿种植园 *Artemisia argyi*

艾叶

艾叶 Aiye

⊙ 来　源

艾叶为菊科（Compositae）植物艾蒿的干燥叶。

⊙ 原植物

艾蒿 *Artemisia argyi* Levl. et Vant. 别名：冰台，艾。

多年生草本，高50～150cm，全株密被灰白色绒毛。茎直立、圆形，基部木质化，中部以上分出花序枝。单叶互生，茎下部叶花时枯萎；茎中部叶具柄，卵圆状三角形或椭圆形，羽状浅裂或深裂，侧裂片常为2对，楔形，中裂片常3裂，边缘具不规则锯齿，上面深绿色，有腺点，下面灰绿色；上部叶无柄，分裂或全缘，披针形或条状披针形。头状花序长约3mm，直径2～3mm，排列成复总状；总苞卵形，总苞片4～5层，外层苞片较小，边缘膜质，背面被绵毛；边花雌性，不甚发育，无明显花冠，长约1mm；中央为两性花，花冠筒状，顶端5裂。瘦果长圆形，长约1mm，无毛。花期7～10月，果期9～11月。

⊙ 生境分布

生于荒地林缘、路旁沟边，分布于我国东北、华北、华东、西南及陕西、甘肃等省区。

⊙ 采收加工

5～7月茎叶茂盛而未开花时采收叶片，晒干或阴干。

⊙ 药材性状

叶片多破碎，皱缩；完整叶片展开后，有短柄，卵圆状三角形或椭圆形，羽状浅裂或深裂，侧裂片多为2对，楔形，边缘有不规则锯齿；上面黄绿色或绿棕色，被稀柔毛，下面灰绿色，密被灰白色绒毛。质柔软。气清香，味苦。

⊙ 炮制及饮片

艾叶 除去杂质及梗，筛去灰屑。

醋艾炭 取净艾叶，炒至表面焦黑色，喷醋，炒干。每100kg艾叶，用醋15kg。

⊙ 性味功能

味苦、辛，性温。有温经止血，散寒止痛，安胎的功能。

⊙ 主治用法

用于功能性子宫出血，先兆流产，痛经，月经不调，吐血，鼻血，慢性气管炎，支气管哮喘，急性痢疾和湿疹等症。亦用于消化道肿瘤、乳腺癌、肺癌、甲状腺肿瘤、胰腺癌、子宫肌瘤等。用量3～6g。

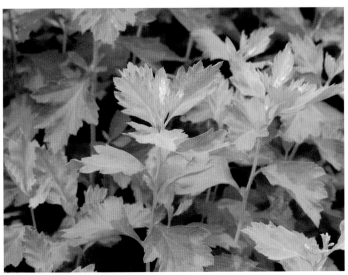

艾蒿幼苗 *Artemisia argyi*

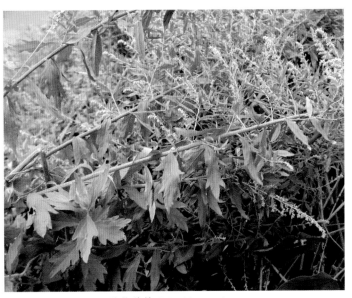

艾蒿花枝 *Artemisia argyi*

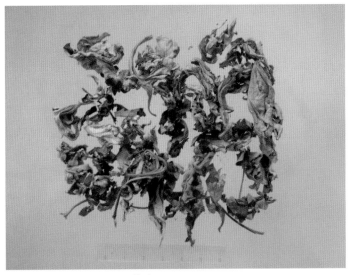

艾叶 *Artemisia argyi*

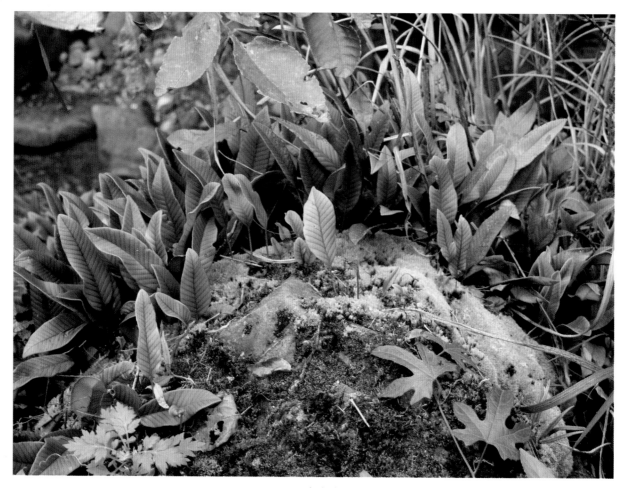

石韦生境 *Pyrrosia lingua*

石韦

石韦 Shiwei

⊙ 来　源

　　石韦为水龙骨科(Polypodiaceae)植物庐山石韦、石韦或有柄石韦的干燥叶。

⊙ 原植物

　　1. 庐山石韦 *Pyrrosia sheareri* (Bak.) Ching 别名：大叶石韦，刀口药，光板石韦。

　　多年生草本。植株高20~60cm。根状茎粗壮，横走或斜升，密生棕色鳞片。叶一型，近生，坚革质。叶柄长10~30cm,粗壮。叶片阔披针形，长20~40cm，宽3~5cm，向顶部渐狭，锐尖头，向基部变宽，为不等的圆耳形或心形，不下延，上面有小凹点，下面生黄色紧密的星状毛。孢子囊群在侧脉间排成多行，无盖。

　　2. 石韦 *Pyrrosia lingua* (Thunb.) Farwell 别名：石兰，石剑，小石韦。

　　多年生草本，高10~30cm。根状茎细长，横走，密被棕色鳞片。叶远生，草质。能育叶与不育叶同形，披针形至矩圆披针形，渐尖头，叶片上面有凹点，偶见星状毛，下面密生星状毛，侧脉明显。孢子囊群在侧脉间整齐紧密排列，无盖。

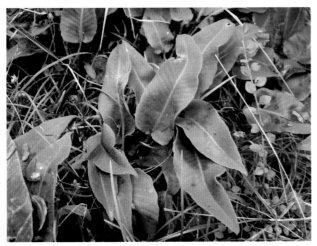

庐山石韦 Pyrrosia sheareri

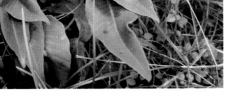

石韦饮片 (石韦 Pyrrosia lingua)

3. 有柄石韦 *Pyrrosia petiolosa* (Christ) Ching 别名：石茶，独叶菜。

多年生草本。根状茎长而横走，密被棕褐色披针形鳞片，边缘有锯齿。叶二型，疏生；营养叶柄较孢子叶柄为短，革质，上面无毛，有排列整齐的小凹点，下面密被棕色星状毛，干后通常向上内卷成筒状。叶片长圆形或卵状长圆形，全缘，顶端钝头，偶为锐尖，叶脉不明显。孢子囊群深棕色，成熟时满布于叶片的背面。

⊙ 生境分布

庐山石韦生于林下岩石或树干上，分布于安徽、浙江、江西、福建、台湾及中南、西南等地区。石韦生于岩石或树干上，分布于长江以南各省区。有柄石韦生于裸露干旱岩石上，分布于东北、华北、西南和长江中、下游各省区。

⊙ 采收加工

四季均可采收。摘取叶片，除去根状茎及须根，晒干或阴干即可。

⊙ 药材性状

1. 庐山石韦 叶片略皱缩，展平后呈披针形，长10～25cm，宽3～5cm。先端渐尖，基部耳状偏斜，全缘，边缘常向内卷曲；上表面黄绿色或灰绿色，散布有黑色圆形小凹点；下表面密生红棕色星状毛，有的侧脉间布满棕色圆点状的孢子囊群。叶柄具四棱，长10～20cm，直径1.5～3mm，略扭曲，有纵槽。叶片革质。气微，味

石韦 Pyrrosia lingua

有柄石韦 Pyrrosia petiolosa

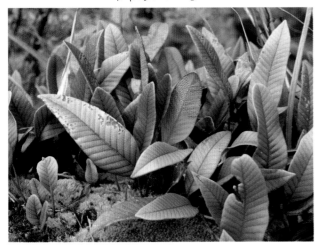

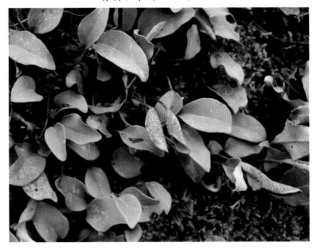

微涩苦。

2. 石韦 叶片披针形或长圆披针形，长8～12cm，宽1～3cm。基部楔形，对称。孢子囊群在侧脉间，排列紧密而整齐。叶柄长5～10cm，直径约1.5mm。

3. 有柄石韦 叶片多卷曲呈筒状，展平后呈长圆形或卵状长圆形，长3～8cm，宽1～2.5cm。基部楔形，对称。下表面侧脉不明显，布满孢子囊群。叶柄长3～12cm，直径约1mm。

⊙ 炮制及饮片

除去杂质，洗净，切段，晒干，筛去细屑。

⊙ 性味功能

味苦、甘，性微寒。有利尿通淋，清肺止咳，止血的功能。

⊙ 主治用法

用于小便不利，血淋，尿血，尿路结石，肾炎浮肿，肺热咳嗽，崩漏等。用量6～12g。

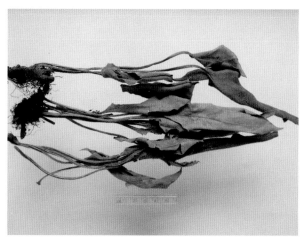

石韦药材（庐山石韦 Pyrrosia sheareri）

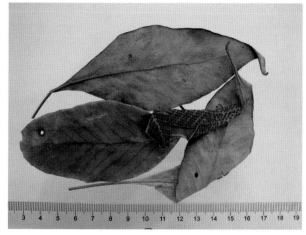

石韦药材（石韦 Pyrrosia lingua）

石韦药材（有柄石韦 Pyrrosia petiolosa）

石韦饮片（庐山石韦 Pyrrosia sheareri）

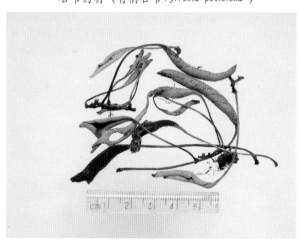

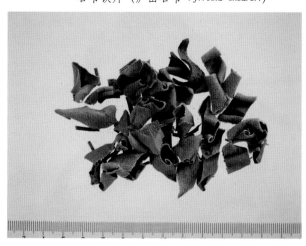

石韦为常用中药，同属植物形态差异小，容易混淆，在药材市场常见。石韦及混伪品基源植物检索表：

1. 叶片下面具一层同一类型星状毛

2. 叶片下面近光滑，偶有具长臂的星状毛……………拟光石韦Pyrrosia pseudocalvata

2. 叶片下面星状的臂为披针形

3. 叶片基部常不对称，长过20cm，长约为宽的3倍……………庐山石韦Pyrrosia sheareri

3. 叶片基部常对称，长一般不超过15cm

4. 叶片干后向上反卷，叶柄被星状毛，侧脉不明显……………有柄石韦Pyrrosia petiolosa

4. 叶片干后平坦，叶柄光滑或近光滑，侧脉明显

5. 叶片披针形或长圆披针形，渐尖头……………………………石韦Pyrrosia lingua

5. 叶片矩圆形或卵状矩圆形，圆钝头或聚尖头……………矩圆石韦Pyrrosia martinii

1. 叶片下面具二层不同类型星状毛

6. 叶片长过50cm，星状毛薄而稀疏……………………………光石韦Pyrrosia calvata

6. 叶片长5-20cm，星状毛层厚……………………………柔软石韦Pyrrosia mollis

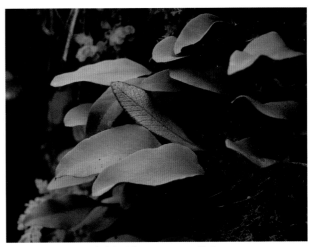

矩圆石韦 *Pyrrosia martinii*

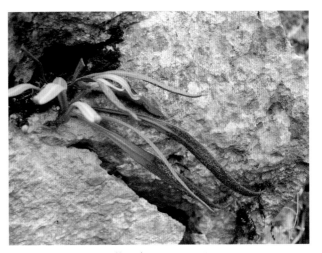

柔软石韦 *Pyrrosia mollis*

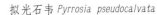

拟光石韦 *Pyrrosia pseudocalvata*

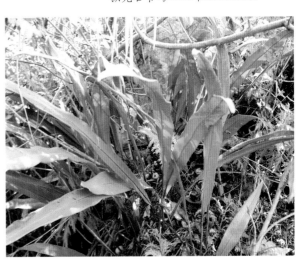

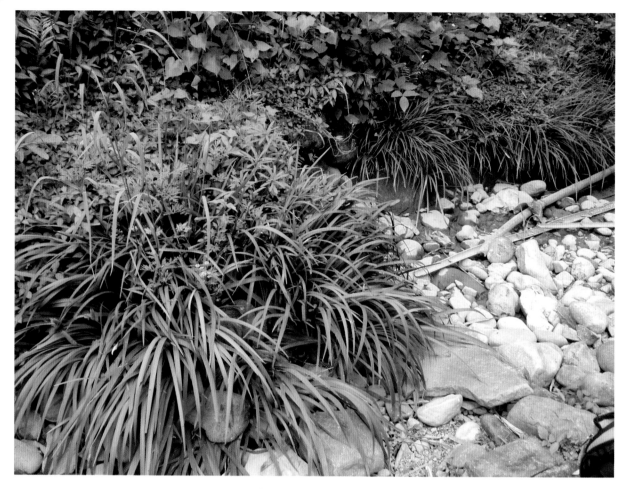

石菖蒲生境 *Acorus tatarinowii*

石菖蒲

石菖蒲 Shichangpu

⊙ 来　源

石菖蒲为天南星科（Araceae）植物石菖蒲的根茎。

⊙ 原植物

石菖蒲 *Acorus tatarinowii* Schott. 别名：水剑草，石蜈蚣，九节菖蒲。

多年生常绿草本，茎丛生，高 20～50cm，全株有香气。根茎横走，圆柱形或稍扁，直径 5～18mm，细长而弯曲，节密集，节上密布须根，分枝甚多，外皮黄褐色或带绿色。叶基生，叶片剑状线形，长 10～50cm，宽 2～6mm，先端渐尖，基部对折，中部以上平展，无明显中肋。肉穗状花序，自当年生叶的叶腋抽出，花茎长 10～30cm，花序长 5～12cm，宽 5～10mm，狭圆柱形，较柔弱；叶状佛焰苞片为花序长的 2～5 倍。花小，密生，两性，淡黄绿色；花被片 6，2 轮；雄蕊 6；浆果倒卵形，长宽均约 2mm。花期 4～7 月，果期 8 月。

⊙ 生境分布

生于山涧浅水石上或溪流旁的岩石缝中，分布于河南、山东、江苏、浙江、江西、福建、台湾、湖北、

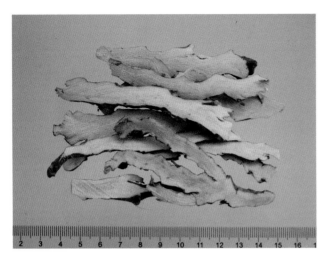

石菖蒲饮片 *Acorus tatarinowii*

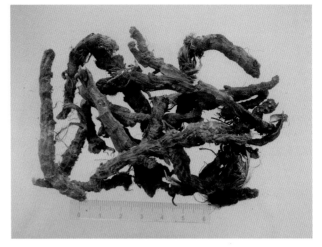

石菖蒲药材 *Acorus tatarinowii*

湖南、广东、广西、陕西、贵州、四川、云南、西藏等省区。

⊙ 采收加工

石菖蒲秋季采收，除去茎叶、须根，晒干或鲜用。

⊙ 药材性状

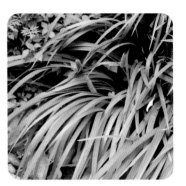

石菖蒲果株 *Acorus tatarinowii*

根状茎呈扁圆柱形，稍弯曲，有分枝，长 3~20cm，直径 0.3~1cm。表面粗糙，灰黄色，红棕色，或棕色，多环节，节间长 2~8mm；上侧有略呈三角形的叶痕，左右交互排列，下侧有圆点状根痕，节上有时残留有毛鳞状叶基。质硬脆，类白色或微红色和棕色油点。气芳香，味苦、微辛。

⊙ 炮制及饮片

除去杂质，洗净，润透，切厚片，晒干。

⊙ 性味功能

味辛，性微温。有开窍，豁痰，理气，活血，去湿的功能。

⊙ 主治用法

用于癫痫，痰厥，热病神昏，健忘，气闭耳聋，心胸烦闷，胃痛，腹痛，风寒湿痹，痈疽肿毒，跌打损伤等。用量 3~9g。

 混 伪 品

同科植物藏菖蒲（水菖蒲）*Acorus calamus* 常与石菖蒲混淆，主要区别为：藏菖蒲植株高大，根茎粗大；叶剑形，中肋明显（参见"藏菖蒲"项）。

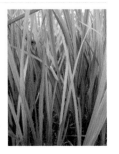

藏菖蒲（水菖蒲）*Acorus calamus*

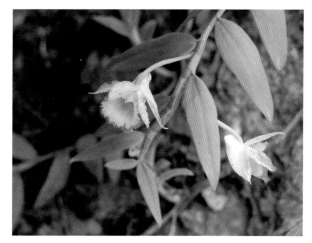

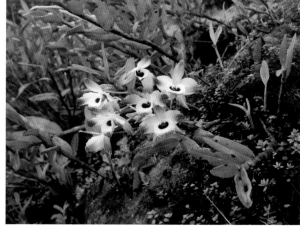

环草石斛 *Dendrobium loddigesii*　　　　　　　　　金钗石斛 *Dendrobium nobile*

石斛
石斛 Shihu

⊙ 来源

石斛为兰科(Orchidaceae)植物环草石斛、马鞭石斛、黄草石斛、铁皮石斛、金钗石斛等同属多种植物的新鲜或干燥茎。

⊙ 原植物

1. 环草石斛 *Dendrobium loddigesii* Rolfe. 别名：美花石斛。

多年生附生草本，高10～45cm，无匍匐根茎。茎直立，细圆柱形，直径5～7mm，基部稍细，柔软下垂，节明显。叶互生，无柄，叶长圆状披针形或长条形，长4～6cm，宽1.2～1.8cm，先端渐尖，稍钩转，

黄草石斛植株 *Dendrobium chrysanthum*　　　　　　　黄草石斛花枝 *Dendrobium chrysanthum*

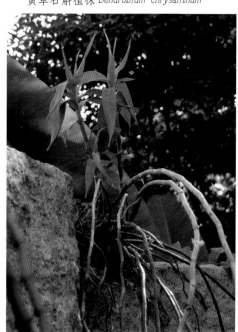

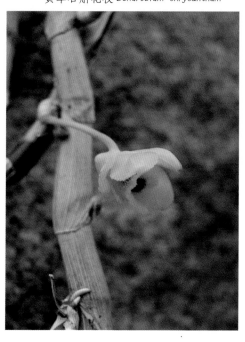

基部叶鞘松抱于茎，鞘口松开，花期有叶。花单生于茎上，稀有2朵，淡粉红色，有香气；苞片小，中央萼片长圆状披针形，长1.7~2cm，宽约6mm，先端钝，两侧萼片及中萼片长而较窄，先端锐尖，萼囊短而钝；花瓣椭圆形，较宽，唇瓣3浅裂，先端微凹或近圆形，黄色，边缘流苏状，中央有毛；花粉块4个蒴果。

2. 马鞭石斛 *Dendrobium fimbriatum* Hook. var. *oculatum* Hook . 别名：流苏石斛、马鞭杆。

茎粗壮，斜立或下垂，质地硬，圆柱形或有时基部上方稍呈纺锤形，长50~100cm，粗8~12（~20）mm，不分枝，具多数节，干后淡黄色或淡黄褐色，节间长3.5~4.8cm，具多数纵槽。叶二列，革质，长圆形或长圆状披针形，长8~18.5cm，宽2~3.6cm，先端渐尖，有时稍2裂，基部具紧抱于茎的革质鞘。总状花序长5~15cm，疏生6~12朵花；花序轴较细，多少弯曲；花序柄长2~4cm，基部被数枚套叠的鞘；鞘膜质，筒状，位于基部的最短，长约3mm，上部的长达1cm；花苞片膜质，卵状披针形，长3~5mm，先端锐尖；花梗和子房浅绿色，长2.5~3cm；花金黄色，质地薄，开展，稍具香气；中萼片长圆形，长1.3~1.8cm，宽6~8mm，先端钝，边缘全缘，具5条脉；侧萼片卵状披针形，与中萼片等长而稍狭，先端钝，基部歪斜，全缘，具5条脉；萼囊近圆形，长约3mm；花瓣长圆状椭圆形，长1.2~1.9cm，宽7~10mm，先端钝，边缘微啮蚀状，具5条脉；唇瓣比萼片和花瓣的颜色深，近圆形，长15~20mm，基部两侧具紫红色条纹并且收狭为长约3mm的爪，边缘具复流苏，唇盘具1个新月形横生的深紫色斑块，上面密布短绒毛；蕊柱黄色，长约2mm，具长约4毫米的蕊柱足；药帽黄色，圆锥形，光滑，前端边缘具细齿。花期4~6月。

3. 黄草石斛 *Dendrobium chrysanthum* Wall. 别名：束花石斛、金兰、黄草。

茎粗厚，肉质，下垂或弯垂，圆柱形，长50~200cm，粗5~15mm，上部有时稍回折状弯曲，不分枝，具多节，节间长3~4cm，干后浅黄色或黄褐色。叶二列，互生于整个茎上，纸质，长圆状披针形，通常长13~25cm，宽1.5~4.5cm，先端渐尖，基部具鞘；叶鞘纸质，干后鞘口常杯状张开，常浅白色。伞状花序近无花序柄，每2~6花为一束，侧生于具叶的茎上部；花苞片膜质，卵状三角形，长约3mm；花梗和子房稍扁，长3.5~6cm，粗约1~2mm；花金黄色，质地厚；中萼片长圆形或椭圆形，长15~20mm，宽9~11mm，先端钝，具7条脉；侧萼片为稍凹的斜卵状三角形，长15~20mm，基部稍歪斜而较宽，宽约10~12mm，先端钝，具7条脉；萼囊宽而钝，长约4mm；花瓣为稍凹的倒卵形，长16~22mm，宽11~14mm，先端圆形，全缘或有时具细啮蚀状，具7条脉；唇瓣不裂，肾形或横长圆形，长约18mm，宽约22mm，先端近圆形，基部具1个长圆形的胼胝体并且骤然收狭为短爪，上面密被短毛，下面除中部以下外也密布短毛；唇盘两侧各具1个栗色斑块，具1条宽厚的脊从基部伸向中部；蕊柱长约4mm，具长约6mm的蕊柱足；药帽圆锥形，长约2.5mm，前端边缘近全缘。蒴果长圆柱形，长7cm，粗约1.5cm。花期9~10月。

4. 铁皮石斛 *Dendrobium officinale* K. Kimura et Migo(异名 *Dendrobium candidum* Wall.) 别名：耳环石斛，铁皮兰，黑节草。

茎丛生，圆柱形，长达35cm，基部稍细，绿色并带紫色，多节，上部茎节有时生根。叶少数，生于上部，无柄；叶片长圆状披针形，长3~7cm，宽0.8~2cm；叶鞘灰色有紫斑，鞘口张开。总状花序有花2~5朵，生

石斛药材（金钗石斛 *Dendrobium nobile* ）　石斛药材（环草石斛 *Dendrobium loddigesii*）　石斛药材（铁皮石斛 *Dendrobium officinale*）

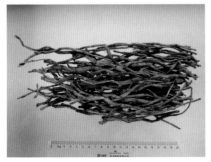
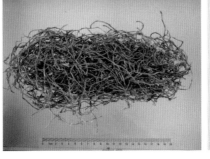
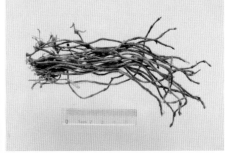

于茎上部；花被片淡黄绿色，直径3～4cm；唇瓣卵状披针形，近上部中央有圆形紫色斑块，近下部中间有黄色胼胝体；雄蕊白色，四棱。蒴果长圆形，具3棱。

5. 金钗石斛 *Dendrobium nobile* Lindl. 别名：石斛，大黄草。

多年生附生草本，高达60cm。茎丛生，粗壮，黄绿色，多节，上部稍扁，微弯曲，下部圆柱形，基部膨大。叶3~5片生于上端，长圆形或长圆状披针形，长6～12cm，宽1～3cm，先端2圆裂；叶鞘紧抱于节间。花期有叶或无叶。总状花序有花2～3朵，下垂，直径6～8cm，花萼及花白色带淡紫色，先端紫红色；萼片3，中央1片离生，两侧斜生于蕊柱足上，萼囊短；花瓣椭圆形，唇瓣倒卵状长圆形，生于蕊柱足前方，有短爪，唇盘上有1个深紫色斑块；雄蕊圆锥状，花粉块4，蜡质。蒴果。花期4～6月。

以上5种石斛基源植物检索表：

1. 萼片和花瓣淡黄、奶黄或金黄色，除唇瓣外不带紫或其他颜色.

    2. 伞形花序几无花序梗，每2~6花成束，唇盘具2栗色斑块 ·············黄草石斛 *Dendrobium chrysanthum*

    2. 总状花序，唇瓣近圆形，具横半月形深紫色斑块，边缘具复式短流苏·······马鞭石斛 *Dendrobium fimbriatum* var. *oculatum*

1. 萼片和花瓣紫红、天蓝、白或淡黄绿色，有时淡黄或乳黄色，先端常带紫红色.

    3. 茎从基部向上渐粗呈扁圆柱形，叶先端不等2圆裂·····················金钗石斛 *Dendrobium nobile*

    3. 茎为上下等粗圆柱形

    4. 花每束1～2朵侧生有叶老茎上端；萼片和花瓣白色或白带淡紫红色，花瓣全缘，唇瓣金黄色，周边淡紫红色 ·····················环草石斛 *Dendrobium loddigesii*

    4. 花序具1~3(~6)花，生于落叶茎上；萼片和花瓣黄绿色，唇瓣白色·········铁皮石斛 *Dendrobium officinale*

⊙ 生境分布

    环草石斛附生于高山的树干上或岩石上，分布于广东、广西、云南、海南等省区。马鞭石斛生于海拔1000～1700（～3100）m的密林中树干上及石上，分布于云南、贵州、广西、广东、海南。黄草石斛生于海拔700～2500m的山地密林中树干上或山谷阴湿的岩石上，分布于西藏、云南、贵州、广西等省。铁皮石斛附生于树上或岩石上，分布于浙江、江西、广西、贵州、云南各省、自治区。金钗石斛附生于高山的树干上或岩石上，分布于台湾、湖北、广东、广西、四川、贵州、云南等地。

金钗石斛生境 *Dendrobium nobile*　　　　　　铁皮石斛 *Dendrobium officinale*

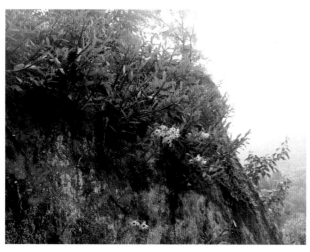
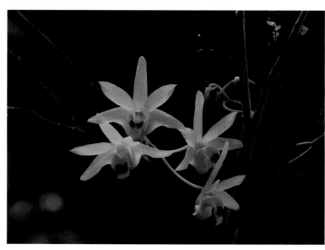

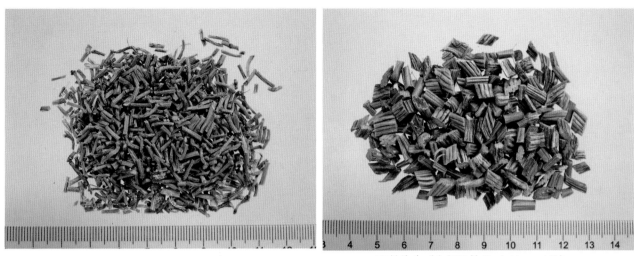

石斛饮片（环草石斛 *Dendrobium loddigesii*） 石斛饮片（金钗石斛 *Dendrobium nobile*）

⊙ 采收加工

全年均可采收，鲜用者除去根及泥沙，干用者采收后，除去杂质，用开水稍烫或烘软，再边搓边烘晒，至叶鞘搓净干燥。

⊙ 药材性状

1. 环草石斛 细长圆柱形，常弯曲或盘绕成团，长 15～35cm，直径 0.1～0.3cm，节间长 1～2cm 。金黄色，有光泽，具细纵纹。质柔韧而实，断面较平坦。无臭，味淡。

2. 马鞭石斛 长圆锥形，长 40～120cm ，直径 0.5～0.8cm ，节间长 3～4.5cm。黄色至暗黄色，有深纵槽。质疏松，断面呈纤维性。味微苦。

3. 黄草石斛 长 30～80cm，直径 0.3～0.5cm，节间长 2～3.5cm。金黄色至淡黄褐色，具纵沟。体轻，质实，易折断，断面略呈纤维性。嚼之有黏性。

4. 铁皮石斛 螺旋形或弹簧状，一般为 2～4 个旋纹，茎拉直后长 3.5～8cm ，直径 0.2～0.3cm。黄绿色，有细纵皱纹，一端可见茎基部留下的短须根。质坚实，易折断，断面平坦。嚼之有黏性。

5. 金钗石斛茎中部及上部扁圆柱形，下部圆柱形，长 18～60cm，中部直径 4～10mm，节间长 1.5～6cm，金黄色或绿黄色，有光泽，具深纵沟及纵纹，节稍膨大，有残留叶鞘。质轻脆。气微，味苦。

⊙ 炮制及饮片

干品除去残根，洗净，切段，干燥。

⊙ 性味功能

味甘、淡，性微寒。有养阴益胃，生津止渴的功能。

⊙ 主治用法

用于热病伤津，口干烦渴，病后虚热，阴伤津亏，食少干呕，目暗不明。用量：干品 6～12g；鲜品 15～30g。

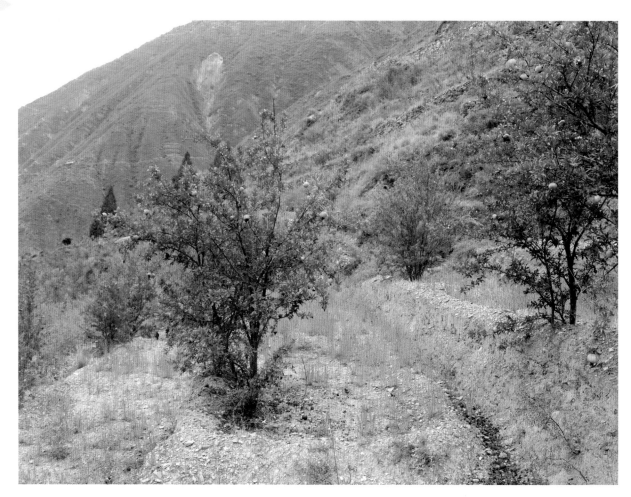

石榴生境 *Punica granatum*

石榴皮

石榴皮 Shiliupi

⊙ 来源

石榴皮为石榴科(Punicaceae)植物石榴的干燥果皮。

⊙ 原植物

石榴 *Punica granatum* L. 别名：安石榴。

落叶灌木或小乔木，高2~7m。根皮棕黄色，内皮鲜黄色；树皮青灰色或淡黄绿色；幼枝顶端呈刺状，无毛。叶对生或簇生，有短柄；叶长圆状披针形或长圆状椭圆形，长4~6cm，宽1~2cm，先端尖或微凹，基部渐狭，全缘，有光泽，无毛。花单生或数朵生于小枝顶端或叶腋，花大；花萼钟状，肥厚，红色，先端5~8裂，宿存，花药淡黄色；子房下位或半下位，上部6室，侧膜胎座，下部3室，中轴胎座，花柱单一或3枚分离。浆果球形，果皮肥厚革质，红色或带黄色，顶端有宿存花萼，内有薄隔膜。种子多数，倒卵形，有棱角，有红色肉质多汁外种皮，可食，内种皮革质，坚硬；胚直生，子叶回旋状。花期5~6月。果期7~8月。

⊙ 生境分布

为庭园常见的栽培树种。分布于河北、陕西、河南、山东及长江以南等省区。

⊙ 采收加工

秋季果实成熟后，顶端开裂时采摘，除去种子及隔瓤，切瓣，晒干或微火烘干。

⊙ 药材性状

不规则片状或瓣状，大小不一，厚1.5～3mm。红棕色、棕黄色或棕色，稍有光泽，粗糙，有多数疣状突起。有的有突起的筒状宿萼及粗短果梗或果梗痕。内面黄色或红棕色，有种子脱落后的小凹点及隔瓤残痕。质硬而脆，断面黄色，略显颗粒状。气无，味苦涩。

⊙ 炮制及饮片

石榴皮：除去杂质，洗净，切块，干燥。

石榴皮炭：取石榴皮块，置热锅中，用武火炒至表面黑黄色、内部棕褐色，取出晾干。

⊙ 性味功能

味酸涩，性温。有涩肠止泻，止血，驱虫的功能。

⊙ 主治用法

用于慢性腹泻，久痢，便血，脱肛，崩漏，白带，虫积腹痛。用量3～9g。

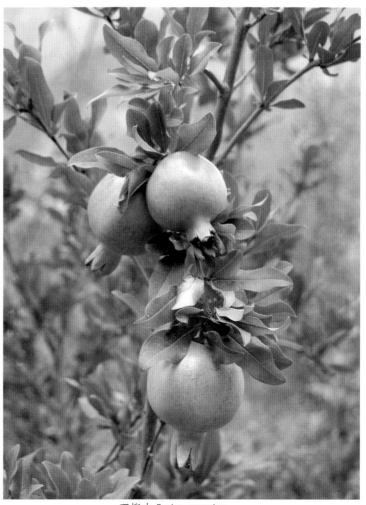

石榴皮 *Punica granatum*

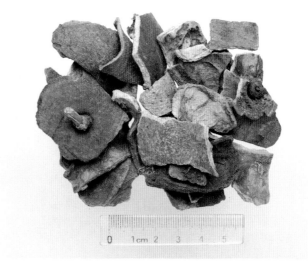

石榴 *Punica granatum*

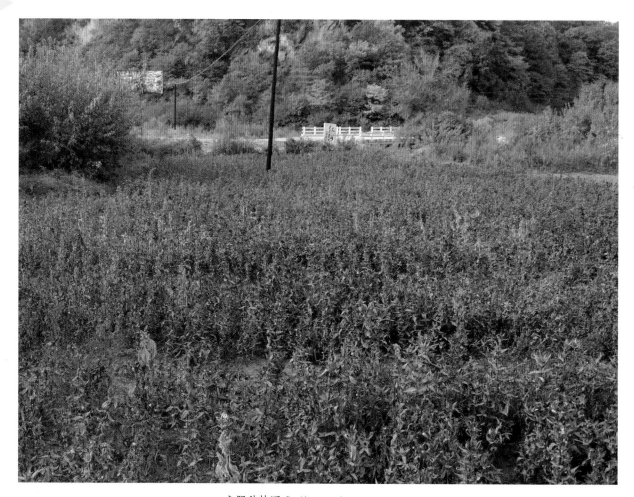

龙胆种植园 *Gentiana scabra*

龙胆

龙胆 Longdan

⊙ 来源

　　龙胆为龙胆科（Gentianaceae）植物龙胆、三花龙胆、条叶龙胆和坚龙胆的根和根茎。前三种习称"龙胆"，后一种习称"坚龙胆"。

⊙ 原植物

　　1. 龙胆 *Gentiana scabra* Bge. 别名：龙胆草，观音草。

　　多年生草本，全株绿色稍带紫色，高30～60cm。根茎短，簇生多数细长根，长达30cm，稍肉质，淡棕黄色。茎直立，单一，稀2～3茎丛生，不分枝，有粗毛。叶对生，无柄；基部稍抱茎，茎基部叶2～3对，甚小，鳞片状，中部叶较大，卵形或卵状披针形，长3～7cm，宽1～2cm，先端尖，基部圆形或楔形，叶缘及叶脉粗糙。花数朵簇生茎顶或上部叶腋，苞片披针形；花萼钟形，萼管平截，长约2.5cm，先端5裂，裂片线形；花冠钟形，蓝色或深蓝色，长约5cm，5裂，裂片卵形，先端尖，裂片间褶三角形，先端尖，稀有2齿；雄蕊5，花丝基部有宽翅；子房上位，花柱短，柱头2裂。蒴果长圆形，有短柄。种子多数，细小而扁，有网纹，边缘有翅。花期9～10月。果期10月。

2. 三花龙胆 *Gentiana triflora* Pall. 别名：狭叶龙胆。

多年生草本。根茎短，簇生数条细长肉质根。茎直立，不分枝，光滑无毛。叶对生，无柄；下部叶成鳞片状，基部合生成短鞘，中部及上部叶条状披针形或窄条形，先端渐尖或钝尖，边缘稍反卷，绿色，稍带灰色，有光泽，主脉1条。花1~3朵，稀5朵成束，着生于茎顶及上部叶腋，腋生花常1~2朵，无花梗；基部有3~5片叶状苞片所包围；苞片披针形或线状披针形；花冠深蓝色，钟形，顶端5裂，裂片卵形，顶端钝尖，裂片间褶较短，三角形，先端有细齿；子房柄基部腺体黄色。蒴果长圆形，有短柄。花期8~9月。果期9~10月。

3. 条叶龙胆 *Gentiana manshurica* Kitag 别名：东北龙胆，山龙胆，水龙胆。

全株绿色，不带紫色；茎叶不粗糙，叶披针形或线状披针形，长3~7.5cm，宽3~10mm，边缘光滑常反卷，全缘；花1~3朵顶生，或生于茎上部的叶腋，花蓝紫色，花萼裂片短于萼管，花冠裂片三角形，先端尖，裂片间褶呈短小三角形，具不规则的细齿。种子具翅。花期8~9月，果期9~10月。

4. 坚龙胆 *Gentiana regescens* Franch 别名：滇龙胆，川龙胆，青鱼胆，苦草，小秦艽。

多年生草本，高15~25cm，根状茎极短，近棕黄色，干时较坚硬，易折断。茎草质，常带紫棕色。叶革质，倒卵形至倒卵状披针形，先端圆或钝，基部渐窄下延成叶柄，全缘光滑；茎上部叶不呈总苞状，主脉三出。聚伞花序顶生或腋生，紫红色，花冠裂片先端急尖，裂片间褶不等边三角形。种子不具翅，有蜂窝状网隙。

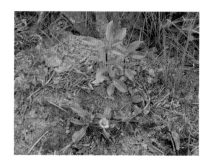

坚龙胆花株 *Gentiana regescens*

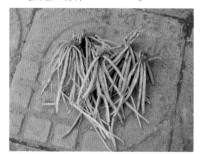

坚龙胆的根及根茎 *Gentiana regescens*

以上4种龙胆基源植物检索表：

1. 植株具短茎；叶密集成莲座状，包被顶芽，花茎从莲座叶腋抽出。基生莲座叶丛不明显，茎生叶二型，下部叶鳞形，中上部叶卵状椭圆形或卵形；花冠淡紫色……………………………………………………………………坚龙胆 *Gentiana rigescens*

1. 植株具根茎或匍匐茎，侧芽形成花茎及营养茎。

2. 茎上部叶卵形或卵状披针形，边缘密被乳突；花萼裂片外反或开展……………………………………………………………………龙胆 *Gentiana scabra*

2. 茎上部叶线形或线状披针形，边缘平，无乳突；花萼裂片直。

3. 花多数，稀3朵；花萼裂片窄三角形，短于萼筒；花冠裂片先端钝……………………………………………………………………三花龙胆 *Gentiana triflora*

3. 花1~2朵；花萼裂片线状披针形，等于或长于萼筒；花冠裂片先端渐尖…………………………………………………………………条叶龙胆 *Gentiana manshurica*

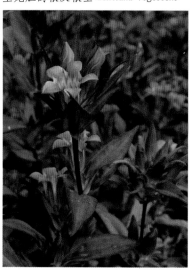

龙胆花株 *Gentiana scabra*

◎ 生境分布

龙胆生于向阳山坡草丛或灌丛中，分布于东北、华北及新疆、山东、江苏、浙江、江西、福建、湖南、广东、四川等省、自治区。

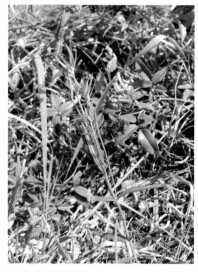

条叶龙胆植株 *Gentiana manshurica*

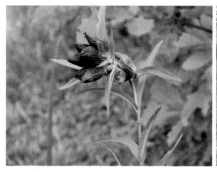
三花龙胆花株
Gentiana triflora

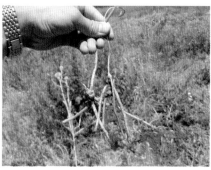
条叶龙胆的鲜根及根茎
Gentiana manshurica

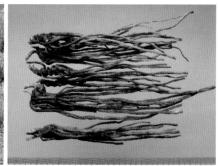
龙胆药材
（条叶龙胆 *Gentiana manshurica*）

三花龙胆生于及林间空地上，分布于东北及内蒙古等省区。

条叶龙胆生于山坡草丛、湿草甸或路旁，海拔 100～1100m，分布于全国大部分地区。

坚龙胆生于山坡草丛、山谷、灌丛或林间，海拔 1100～3000 米，分布于贵州、四川和云南等省区。

⊙ 采收加工

春、秋两季采挖根及根茎，除去泥土杂质，晒干或切段晒干。

⊙ 药材性状

龙胆 根茎呈不规则的块状，长 1～3cm，直径 03～1 cm；暗灰棕色或深棕色，上端有茎痕或残留茎基，周围和下端着生多数细长的根。根圆柱形，略扭曲，长 10～20cm，直径 0.2～0.5cm；表面淡黄色或黄棕色，上部多有显著的横皱纹，下部较细，有纵皱纹及支根痕。质脆，易折断，断面略平坦，皮部黄白色或淡黄棕色，木部色较浅，呈点状环列。气微，味甚苦。

坚龙胆 表面无横皱纹，外皮膜质，易脱落，木部黄白色，易与皮部分离。

⊙ 炮制及饮片

除去杂质，洗净，润透，切段，干燥。

⊙ 性味功能

味苦，性寒。有清肝火，除湿热，健胃的功能。

⊙ 主治用法

用于目赤头疼，耳聋，胸胁疼痛，口苦，咽喉肿痛，惊痫抽搐，湿热疮毒，湿疹，阴肿，阴痒，小便淋痛，食欲不振，高血压，头晕耳鸣等症。用量 3～6g。

龙胆药材（三花龙胆 *Gentiana triflora*）　　龙胆药材（坚龙胆 *Gentiana regescens*）　　龙胆药材（龙胆 *Gentiana scabra*）

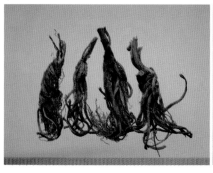
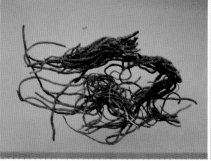
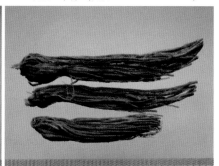

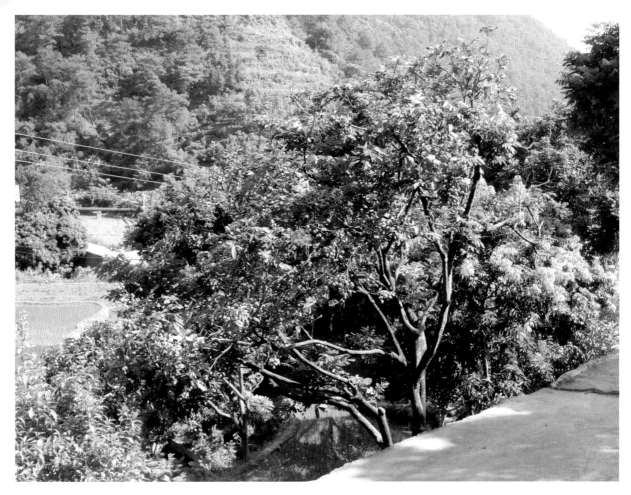

龙眼生境 Dimocarpus longan

龙眼肉

龙眼肉 Longyanrou

⊙ 来源

龙眼肉为无患子科(Sapindaceae)植物龙眼的干燥假种皮。

⊙ 原植物

龙眼 *Dimocarpus longan* Lour. 别名：桂圆，桂元肉。

常绿大乔木，高20m。树皮茶褐色，粗糙，纵裂或片裂；茎上部多分枝，小枝有锈色柔毛。双数羽状复叶，互生，长15～20cm，小叶2～6对，互生或近对生，革质，长椭圆形或长椭圆状披针形，长6～15cm，宽2～5cm，先端钝尖或钝，基部偏斜，全缘或波状。花杂性或两性，顶生或腋生圆锥花序，长12～15cm，密生锈色星状毛；花小，直径3～5mm；花萼5深裂，花瓣5，匙形，淡黄色，内面有毛；花盘明显，浅裂；雄蕊8，花丝有毛。子房上位，2～3室，每室1胚株，但只有1胚株发育。果球形，核果状，直径1～2.5cm，果皮薄，干后近木质，黄褐色，幼时粗糙，老时近平滑。种子球形，黑色有光泽，外有白色、肉质、甜味的假种皮。花期3～4月。果期7～9月。

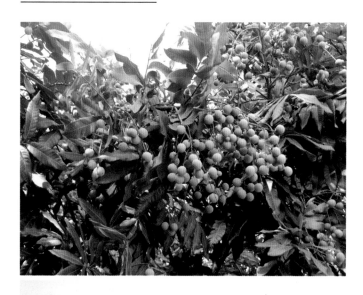

龙眼果枝 Dimocarpus longan

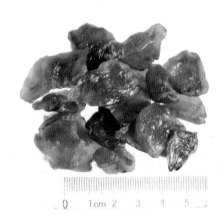

龙眼肉 Dimocarpus longan

⊙ 生境分布

生于热带和亚热带，多栽培于丘陵地、庭园。分布于浙江、福建、台湾、广东、海南、广西、四川、云南、贵州等省区。

⊙ 采收加工

7～9月果实成熟时采收，晒干或烘干，剥去果皮，取假种皮晒至不粘；或将采收的果实，去果皮及核，直接晒干。

⊙ 药材性状

假种皮呈不规则块片或圆筒块片，片长1～1.5cm，宽1～4cm，厚约1mm。棕褐色，半透明，外面（靠果皮的一面）皱缩不平，内面（紧贴种子的一面）光亮，有细纵皱纹。质柔润，有粘性。气微香，味甚甜。

⊙ 性味功能

味甘，性温。有补益心脾，益气，养血，安神的功能。

⊙ 主治用法

用于心脾两亏，气血不足之健忘，惊悸，怔仲，失眠，食少体倦，头晕目眩，大便下血，妇女月经过多。用量9～15g。

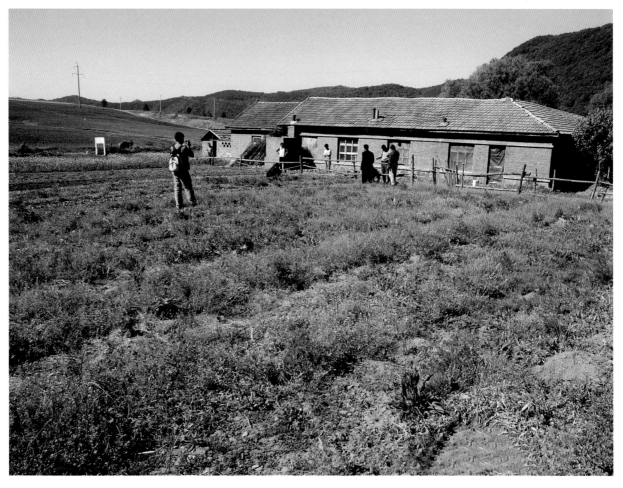

平贝母种植园 *Fritillaria ussuriensis*

平贝母

平贝母 Pingbeimu

⊙ 来源

平贝母为百合科（Liliaceae）植物平贝母的鳞茎。

⊙ 原植物

平贝母 *Fritillaria ussuriensis* Maxim. 别名：平贝，贝母。

多年生草本。鳞茎扁圆形。茎高40~60cm。叶轮生或对生，中上部叶常兼有互生，线形，长9~16cm，宽2~6.5mm，先端不卷曲或稍卷曲。花1~3朵，紫色，具浅色小方格，顶花具叶状苞片4~6，先端极卷曲；外轮花被片长约3.5cm，宽约1.5cm，内花被片稍短而狭，蜜腺窝在背面明显凸出；雄蕊6；花柱具乳突，柱头3深裂，裂片长约5mm。蒴果宽倒卵形，具圆棱。花期5~6月。

⊙ 生境分布

生于林中、林缘、灌丛及草甸。分布于黑龙江、吉林、辽宁等省区。

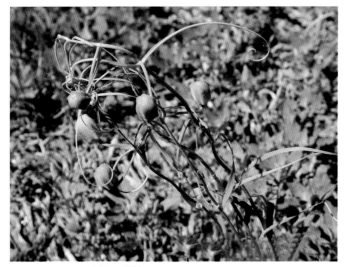

平贝母果株 *Fritillaria ussuriensis*

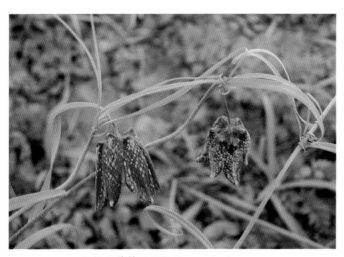

平贝母花株 *Fritillaria ussuriensis*

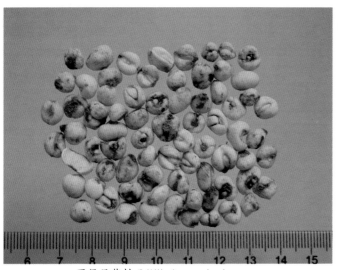

平贝母药材 *Fritillaria ussuriensis*

⊙ 采收加工

5~6月地上枯萎时，挖取3~4年生鳞茎，除去残茎、须根及泥沙，稍晾干，拌上草木灰或石灰在温度不高的炕上烘干，后筛去石灰，挑出成品。

⊙ 药材性状

鳞茎扁圆形，厚0.5~1cm，直径0.8~2cm。表面乳白色或淡黄色，有圆棱，外层2瓣鳞叶肥厚，大小相近或1片稍大，相对抱合，顶端略平或稍凹入，常稍开裂，中央鳞片小。质实脆，断面粉性。气微，味苦。

⊙ 炮制及饮片

除去杂质，用时捣碎。

⊙ 性味功能

味微苦、甘，性微寒。有清肺，化痰，止咳的功能。

⊙ 主治用法

用于肺热咳嗽，痰多胸闷，咯痰带血，肺炎，肺痈，急、慢性支气管炎，瘿瘤，瘰疬，喉痹，乳痈等。用量5~10g。反乌头，草乌。

混伪品

平贝母的小型鳞茎易与川贝母混淆，参见"川贝母"项。

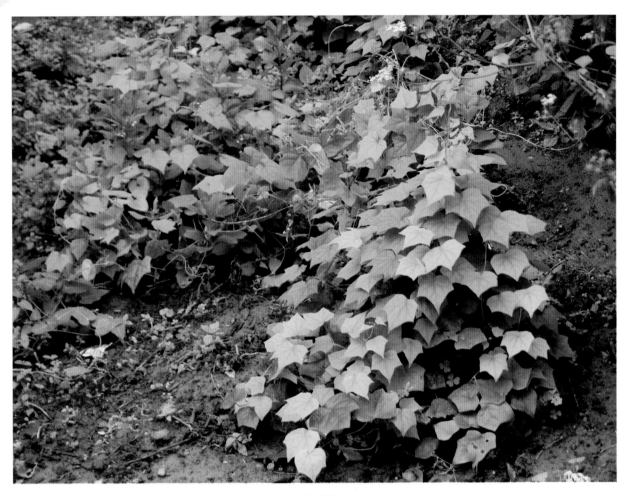

蝙蝠葛生境 *Menispermum dauricum*

北豆根

北豆根 Beidougen

⊙ 来源

北豆根为防已科(Menispermaceae)植物蝙蝠葛的根茎。

⊙ 原植物

蝙蝠葛 *Menispermum dauricum* DC. 别名：山地瓜秧，蝙蝠藤。

缠绕藤本。茎木质化，长达数米，无毛。根茎粗，黄褐色。茎圆形，具纵条纹。叶盾状三角形至七角形，长、宽均约7～10cm，先端尖或短渐尖，基部心形，裂片钝圆或三角形，上面绿色，下面灰白色，两面无毛；叶柄长6～10cm。花单性异株，成腋生圆锥花序。雄花黄绿色。萼片6，狭倒卵形，膜质。花瓣6～8，较萼片为小，卵圆形，带肉质；雄蕊12～18，花药球形。核果，扁球形，径约0.9cm，黑色。花期5～6月，果期7～8月。

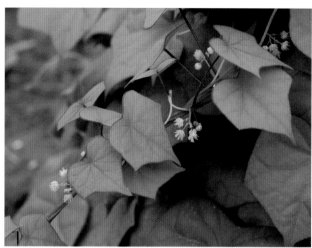

蝙蝠葛花株 *Menispermum dauricum*

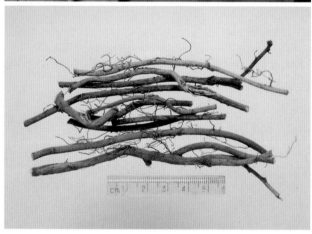

北豆根药材 *Menispermum dauricum*

⊙ 生境分布

生于山地、灌丛、攀援岩石。分布于东北及河北、河南、山东、山西、内蒙古、江苏、安徽、浙江、江西、陕西、宁夏、四川等省区。

⊙ 采收加工

春、秋二季采挖，除去须根及泥沙，干燥。

⊙ 药材性状

细长圆柱形，弯曲，有分枝，长达50cm，直径0.3~0.8cm。黄棕色至暗棕色，有弯曲的细根，并可见突起的根痕及纵皱纹，外皮易剥落。质韧，不易折断，断面不整齐，纤维细，木部淡黄色，呈放射状排列，中心有髓。气微，味苦。

⊙ 炮制及饮片

除去杂质，洗净，润透，切厚片，干燥。

⊙ 性味功能

味苦，性寒。有清热解毒，消肿止痛，通便的功能。

⊙ 主治用法

用于急性咽喉炎，扁桃体炎，牙龈肿痛，肺热咳嗽，湿热黄疸，哮喘，痢疾，湿疹，疥癣，痈疮肿毒，便秘。用量3~9g。

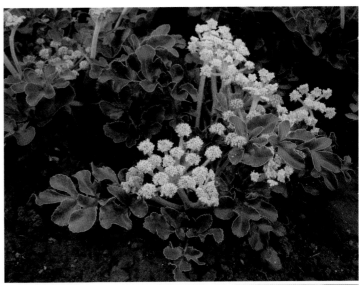

珊瑚菜花株 *Glehnia littoralis*

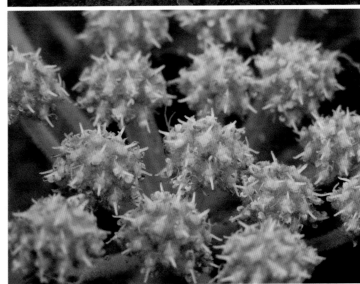

珊瑚菜幼苗 *Glehnia littoralis*

北沙参

北沙参 Beishashen

⊙ 来源

北沙参为伞形科（Umbelliferae）植物珊瑚菜的根。

⊙ 原植物

珊瑚菜 *Glehnia littoralis* F. Schmidt ex Miq. 别名：莱阳沙参，海沙参。

多年生草本。株高10～20cm。主根圆柱形。茎直立，少分枝。基生叶卵形或宽三角状卵形，长6～10cm，宽2.5～4cm，三出羽状分裂或2～3回羽状深裂，最终裂片倒卵形，缘具小牙齿或分裂，质较厚；叶柄长约10cm。茎上部叶卵形，边缘具三角形圆锯齿。复伞形花序，总梗长4～10cm，伞辐10～14。小伞形花序有花15～20朵，小总苞片8～12，条状披针形；萼齿小，长0.5～1mm；花瓣白色，倒卵状披针形，先端内曲，花柱长1.5–2mm。双悬果，圆球形或椭圆形，长约4mm，密生棕色粗毛。花期6～7月。

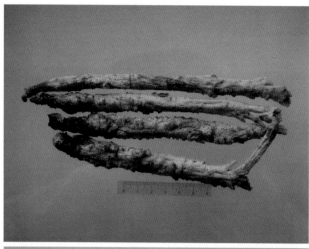

北沙参药材 *Glehnia littoralis*

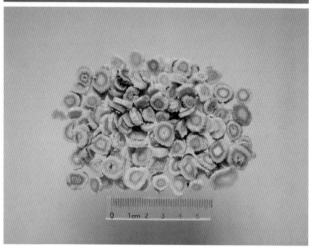

北沙参饮片 *Glehnia littoralis*

⊙ 生境分布

生于海边沙滩或栽培于肥沃疏松的沙质土壤。分布于辽宁、河北、山东、江苏、浙江、福建、广东、广西、海南、台湾等地。

⊙ 采收加工

夏、秋二季采挖，除去须根，洗净，稍晾，置沸水中烫后，除去外皮，干燥，或洗净直接干燥。

⊙ 药材性状

细长圆柱形，偶有分枝，长15～45cm，直径0.4～1.2cm。淡黄白色，略粗糙，全体有细纵皱纹及纵沟，并有棕黄色点状细根痕。顶端常留有黄棕色根茎残基，上端稍细，中部略粗，下部渐细。质脆，易折断，断面皮部浅黄白色，木部黄色。气特异，味微甘。

⊙ 炮制及饮片

除去残茎及杂质，略润，切段，晒干。

⊙ 性味功能

味微甘，性微寒。有养阴清肺，祛痰止咳功能。

⊙ 主治用法

用于阳虚肺热干咳，虚痨久咳，热病伤津，咽干口渴等症。用量5～10g。不宜与藜芦同用。

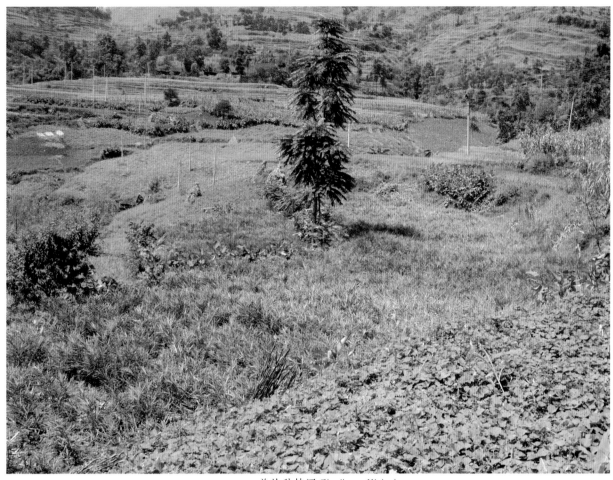

姜的种植园 *Zingiber officinale*

生姜

生姜 Shengjiang

⊙ 【来源】

生姜为姜科（Zingiberaeeae）植物姜的新鲜根状茎。

⊙ 【原植物】

姜 *Zingiber officinale* Rosc. 参见"干姜"项。

⊙ 【生境分布】

原产亚洲热带，我国除东北外，大部分地区有栽培。

⊙ 【采收加工】

立秋至冬至前采挖根茎，去除茎叶及须根，贮于阴湿处或埋于沙土中备用。

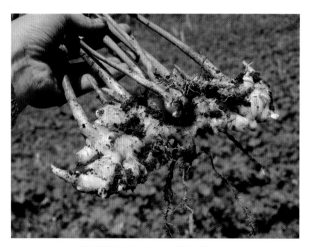

姜鲜根茎 *Zingiber officinale*

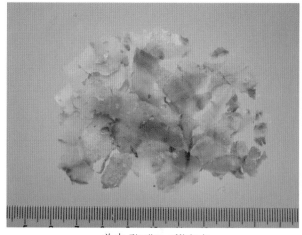

姜皮 *Zingiber officinale*

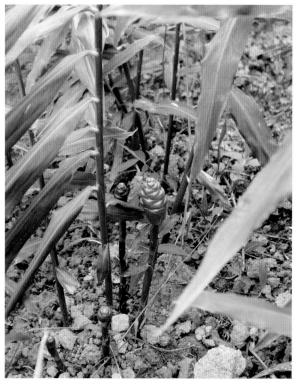

姜 *Zingiber officinale*

生姜 *Zingiber officinale*

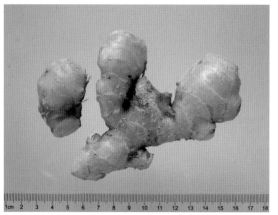

⊙ 【药材性状】

呈扁平状，长4～10cm，厚1～2cm，有指状分枝，顶端有凹陷茎痕或芽痕，表面淡棕色，有明显环节。折断有液汁渗出，纤维性强，有刺激性香气和辣味。

⊙ 【炮制及饮片】

生姜 除去杂质，洗净，用时切厚片。
姜皮 取净生姜，削取外皮。

⊙ 【性味功能】

味辛，性微温。有发汗解表，温中止呕，解毒的功能。

⊙ 【主治用法】

用于风寒感冒，咳嗽，胃寒呕吐以及由生半夏、生南星中毒引起的喉舌肿痛麻木等。用量3～9g。生姜挥发油注射液用于治疗风湿性关节炎，类风湿性关节炎，关节、软组织伤痛等症。

生姜片 *Zingiber officinale*

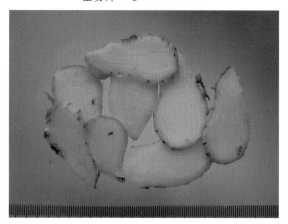